# 偏瘫康复治疗技术图解

## （第三版）

于兑生　著

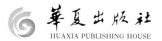

华夏出版社
HUAXIA PUBLISHING HOUSE

**图书在版编目（CIP）数据**

偏瘫康复治疗技术图解 / 于兑生著. – 3 版. – 北京：华夏出版社有限公司, 2025.1

ISBN 978-7-5222-0286-0

Ⅰ.①偏… Ⅱ.①于… Ⅲ.①偏瘫—康复训练—图解 Ⅳ.①R742.309-64

中国版本图书馆 CIP 数据核字（2022）第 012025 号

---

**偏瘫康复治疗技术图解**

作　　者　于兑生
责任编辑　张晓瑜
责任印制　顾瑞清

出版发行　华夏出版社有限公司
经　　销　新华书店
印　　刷　三河市万龙印装有限公司
装　　订　三河市万龙印装有限公司
版　　次　2025 年 1 月北京第 3 版　　2025 年 1 月北京第 1 次印刷
开　　本　787×1092　　1/16 开
印　　张　19.75
字　　数　359 千字
定　　价　119.00 元

---

**华夏出版社有限公司**　地址：北京市东直门外香河园北里 4 号　邮编：100028
网址：www.hxph.com.cn　电话：（010）64663331（转）
若发现本版图书有印装质量问题，请与我社营销中心联系调换。

# 目　　录

# 二 版 前 言

随着社会老龄化的进程，脑血管疾病的发病率呈不断上升趋势。在偏瘫患者康复治疗过程中，难点、疑点较多，加之传统观点对偏瘫本质的误解，往往由于训练方法不当，造成患者痉挛加重，或出现难以逆转的运动功能障碍。普及现代先进的康复治疗技术，运用行之有效的治疗方法改善偏瘫患者肢体运动功能，指导患者亲属帮助其进行训练，使患者在最短的时间内达到最满意的治疗效果，是解决我国目前康复机构少、偏瘫患者多、医疗条件相对不足，而患者又迫切希望早日康复这一矛盾的关键所在。

笔者在多年教学与临床实践中，深深感到，我国急需一部操作性强、简单实用、通俗易懂、可供医务人员和患者亲属使用的偏瘫康复技术治疗参考书。因此，在参考了国外大量康复技术资料的基础上，结合我国国情和个人的临床治疗体会，以图文互补的形式编成此书，于1997年出版，至今已经历了八年的考验，受到了广大读者的青睐，长期以来不断接到求购信，故在华夏出版社的大力支持下决定再版。著者为此感到无限欣慰。

为使康复治疗进一步缩短疗程、提高疗效，再版图解中增加了如何使用著者亲自设计的认知功能评价训练仪、步态矫治仪、良肢位用具及偏瘫用系列支具等设备将患者的功能量化，在客观评价的基础上制订出针对性的训练方案，并且补充了巩固训练效果的内容。但愿本书成为您工作或学习中的亲密伙伴。

在本书编写过程中，中国康复研究中心恽晓平教授、李炜垣女士积极参与，华夏出版社同仁大力支持与帮助，在此表示衷心感谢。

由于笔者水平有限，不妥之处敬候指正。

中国康复研究中心　于兑生

2005 年 10 月

# 1. 偏瘫康复的基本观点

## 1.1 早期康复的观点

目前，世界各国都在对脑损伤后运动功能恢复的机制进行研究，初步结果表明，大脑的同侧支配理论、大脑两半球之间既存关系的理论及神经再生和大脑可塑性理论为康复医学的发展奠定了坚实的理论基础。大量的临床实践证明，早期、科学、合理的康复训练能提高中枢神经系统的可塑性，可较好地挖掘损伤的修复潜力，促使神经末梢突触再生，据观察，早期进行康复治疗，恢复性突触比反应性突触再生更为明显。

在康复医学不发达的地区，大量的患者由于没能得到及时的康复治疗而出现废用综合征（图1-1、图1-2），由于不科学的康复治疗造成误用综合征（图1-3、图1-4），使本来存在着极大恢复潜力的患者因不可逆转的功能障碍而成为终身残疾。

因此，现代康复医学强调的早期康复扭转了以往重治疗、轻康复，只注意抢救生命、忽略功能恢复，以及康复是后期的工作、可有可无的等错误观念。就医学与人类的关系而言，可以说康复医学的水平是一个国家医学进步与发展水平的标志。

对脑损伤患者在发病时进行预后测评，预测可能出现的功能异常，结合病情及时采取有效措施预防并发症，减缓影响运动功能的痉挛、联合反应和代偿动作，为功能恢复创造条件，并随着病程的进展，按康复计划认真实施，会使大多数偏瘫患者收到良好效果。

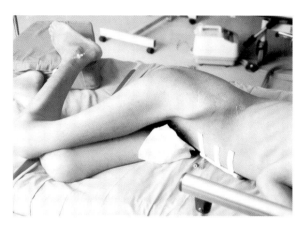

图 1-1 关节挛缩

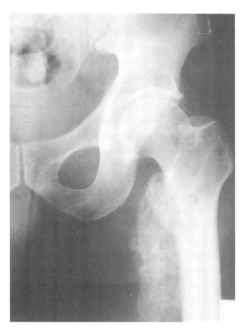

图 1-2 异位骨化

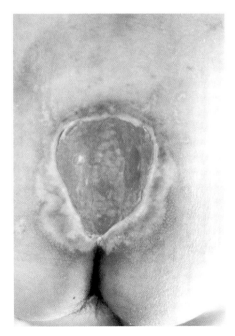

图 1-3 压疮

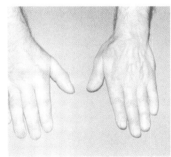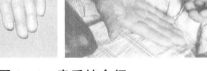

图 1-4 肩手综合征

# 1.2 评价与治疗相结合的观点

## 1.2.1 评价贯穿于康复治疗的全过程

　　评价是康复医学的特征之一，是康复工作流程中的重要环节，是康复训练的针对性、科学性、计划性的依据，是康复效果的重要保证。

　　康复治疗是从初期评价开始，至末期评价结束，评价贯穿在完整治疗工作程序的全过程（图1-5）。在初期评价中，治疗者要通过阅读病历、谈话、检查与测量，对患者的疾病、障碍的一切情况进行收集、量化、整理，找出存在的问题，做出解释，在全面分析研究的基础上，设定康复目标，制订训练计划（图1-6）。

　　通过初期评价会议，各专业对评价结果达成共识，严格按计划实施治疗；在患者出现变化（好转或恶化）时，应及时召开中期评价会议，研究修改治疗方案；在患者出院前，必须进行末期评价，对患者存在的问题、回归方向和今后对策进行总结。

　　由此看来，初期评价的结果是对患者存在的问题进行分析、判断的基础。随着患者情况的变化，及时召开中期评价会议，修改治疗方案，直至结束治疗，是保证康复效果的关键。我国的康复医学事业刚刚起步，人们的认识还较肤浅，不少医生存在着重训练、轻评价的倾向，这将使治疗陷入盲目，使康复走向歧途。正确理解评价的概念，严格按照康复工作流程实施治疗方案，使评价贯穿于治疗全过程，是我国康复医学技术不断规范化的重要保证。

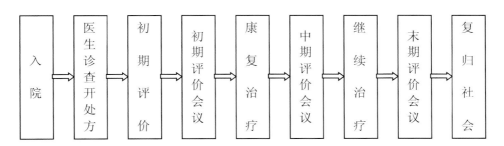

**图 1-5　康复工作流程**

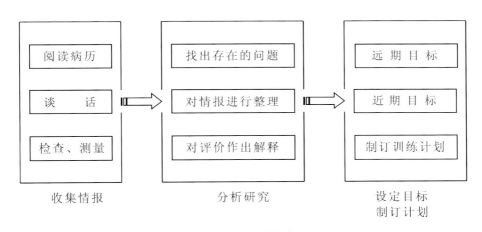

**图 1-6　评价的过程**

## 1.2.2 评价在康复治疗中的应用

根据患者运动功能水平制订康复计划。虽然患者病灶的部位与大小不同，临床表现亦不相同，但大多数患者运动功能的改善有一定的规律。可以运用布伦斯特伦（Brunnstrom）所提出的评价方法判断患者运动功能所处的阶段及其状态。根据患者的具体情况因人而异地制订计划。这里所说的规律并非 Brunnstrom 所提出的六个阶段的顺序，而是按计划打破中枢性运动功能障碍的恶性循环链，使患者的运动功能进入到良性循环的轨道上来。

当偏瘫处于急性期（第 I 阶段）时，患者就应该采取积极的康复措施，预防并发症的发生，将痉挛刺激减小到最低限度。从急性期开始，对患者进行正常运动模式的输入，尽最大努力抑制痉挛，抑制联带运动对患者的影响。

如果偏瘫在第 II 、III 阶段，治疗者不择手段地采取各种刺激，其目的只是希望患者动起来，或是通过增强肌力的简单方法，改善患肢功能，那么往往适得其反，使痉挛或联带运动得到强化，在第 II 阶段或第 III 阶段按照图 1-7 中①、②的方向被导入误区。其结果将造成患者运动功能被异常的动作模式束缚，诱发出联合反应和代偿动作，而陷入恶性循环之中。因此，评价患者运动功能所处的阶段，采取相应的治疗措施，才可能取得良好的效果。

图 1-8 精辟地概括了博巴斯（Bobath）偏瘫治疗技术的原理及手法的规律。偏瘫患者的运动都不同程度地被异常模式所困扰，当他们还不能充分地控制自己的运动时，努力训练，过分用力，往往会使异常的运动模式得到强化。

如果用最简单的方式描述康复治疗的话，应该是放松，尽量放松，在一种完全不紧张的状态下，由有经验的治疗者（PT）用正确的运动模式，进行被动运动。患者要静静地、认真地体会这种运动感觉，记住这种运动感觉。然后在不出现异常运动模式的前提下，加上一点主动运动，治疗者从患者的运动中观察、感受动作的正确与否，随着患者对运动控制能力的改善，逐渐减少辅助量，增加主动运动的比重，最终达到没有辅助的主动运动。其中，治疗者可以将随意运动分解成若干姿势，患者从维持这种姿势开始练习，然后将这些姿势连续起来就可以成为一个动作，以此作为提高运动功能的过渡性训练。

在这种具有独特风格的训练方式中，应该注意在辅助量较大的运动阶段以前，客观地、有规律地给患者输入正确的运动模式，关键在于治疗者对动作的理解。当辅助量减小到以患者主动运动为主的阶段时，治疗者设计恰到好处的运动量，使患者既可以反复练习，掌握新的运动模式，又不会因过度用力诱发出异常的运动模式。这些复杂而微妙的关系构成了对偏瘫有效的治疗方法，其治疗过程无不渗透着评价与手法的结合。

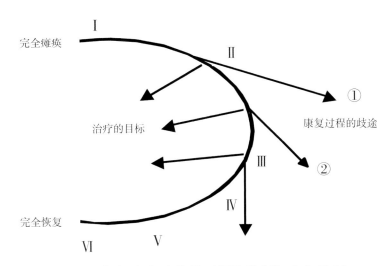

图 1-7 根据患者功能的不同阶段制订康复计划

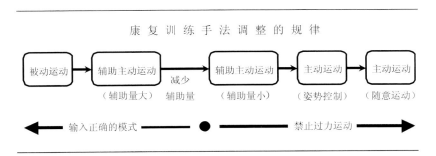

图 1-8 评价与 Bobath 治疗手法相结合

## 1.2.3 治疗者与患者之间的反馈关系

偏瘫患者存在的主要问题，是由于脑组织的破坏，导致正常人可以活用的多种回路、多种模式组合的神经元向骨骼肌传导兴奋能力的丧失。

治疗的主流应是利用中枢神经系统的可塑性，通过运动训练使患侧出现相应的反应，改善肌肉的张力，建立神经系统新的组合关系。在训练中患者出现的种种反应是对治疗者的提示，它引导我们在设计训练方案时要考虑到，什么反应是正常的、良好的反应，什么反应是异常的、错误的反应，治疗者与患者之间不断产生着这种反馈关系（图1-9）。因此，康复训练是治疗与评价的结合。有经验的治疗者要在安静、认真的训练活动中不断思索，调整训练的方法和运动量。

对于患者存在的异常运动模式，必须掌握得清清楚楚，并采取一切有效的措施予以抑制，如痉挛、联合反应、代偿动作、联带运动等。在异常模式的基础上，累加正常模式是不可能的。而错误的训练方法，将会使中枢性瘫痪的患者失抑制状态得到扩散与强化，造成患者出现不可逆转的运动功能障碍。

在此，笔者引用加拿大著名康复专家简·罗斯玛丽·汉肖与安迪里斯·库勃提出的中枢神经系统损伤患者功能减低的恶性循环链（图1-10），以示训练手法的严谨、科学、规范是偏瘫康复的关键。治疗者与患者之间的信息反馈、治疗者随之进行的评价和手法调整是偏瘫康复的基本保证。

任何人包括非本专业人员及患者的亲属均不可随意运动患者的肢体，即使是在搬运的过程中也应按照康复医生的指示进行。医生若认为患者可在病房进行自主训练时，要详细交代注意事项，患者应严格按要求执行，不可随意增加训练内容及训练量，以免因训练方法不准确而出现误用综合征。

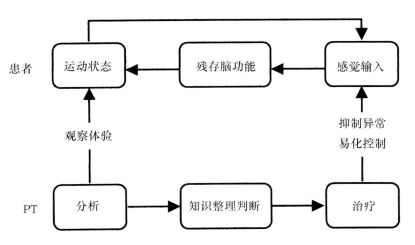

图 1-9　治疗者与患者之间的反馈关系

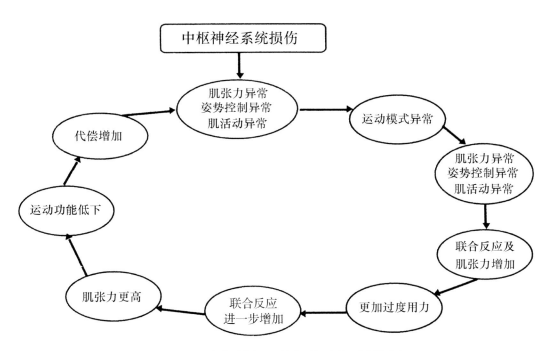

图 1-10　中枢神经系统损伤功能减低因素

# 1.3 对偏瘫患者进行全面分析的整体观点

　　偏瘫患者的临床症状因病灶的部位、大小的不同，患者的年龄和身体素质的不同，差异较大，根据日本东京大学上田敏教授关于偏瘫障碍学的观点，可归纳为以下三大类（图1-11）。

　　第一类：原发合并症，是由病灶的部位决定的，如视野障碍（同向偏盲）、癫痫等。

　　第二类：基本功能障碍，如运动功能障碍、器质性精神症状、失语、失用、失认、感觉障碍。

　　第三类：由于没能对疾病的基本功能障碍采取科学合理的康复措施而造成的并发症，其中包括全身性的并发症，如体位性低血压、感染、体力低下、精神功能低下等；局部的并发症，如关节挛缩、肌肉失用性萎缩、骨质疏松、异位骨化、压疮、肩手综合征、肩周炎、静脉血栓、浮肿等。

　　根据功能障碍学对患者进行全面分析的整体观是康复医学的又一重要观点。障碍是疾病造成的结果，是按层次不同组成的立体结构（图1-12）。康复医学就是针对不同水平的障碍，利用一切有效的综合手段，使障碍者在身体上、精神上、经济上等各方面得到最大程度的改善，使之回归社会。

　　障碍常以三个水平的客观反映和一个主观体验所组成。

　　**功能、形态障碍（impairment）**　即生物水平的障碍，指脑血管疾病导致的偏瘫、失语等。康复采取"治疗"的方法，其中包括：

　　①合并症与并发症的预防与治疗；②促进瘫痪肢体的恢复；③促进失语、失明、失认症的恢复；④增进体力。

　　**能力障碍（disability）**　即人的个体水平的障碍，指因功能或形态的障碍导致的步行障碍、进食障碍、书写困难等。康复采取"适应"的方法，其中包括：

　　①日常生活动作训练；②拐杖、矫形器、轮椅、自助具等辅助器具的利用。

　　**社会障碍（handicap）**　即社会群体水平的障碍，指因能力障碍而导致的失业，在单位、家庭中作用低下，人生价值的丧失等。康复采取"改善环境"的方法，其中包括：

　　①房屋改造；②对家庭的教育与指导；③职业康复；④社会康复。

　　**体验障碍（illness）**　前三个水平的障碍是客观存在的障碍，而体验的障碍则是指患者对疾病与障碍的承受水平。康复采取"心理治疗"的方法，其中包括：

　　①心理的支持疗法；②协助患者承受与克服障碍。

　　以上各水平的障碍是康复工作者思考与设计康复方案的依据，必须根据具体情况分析患者存在的问题，采取综合的、全面的康复措施。

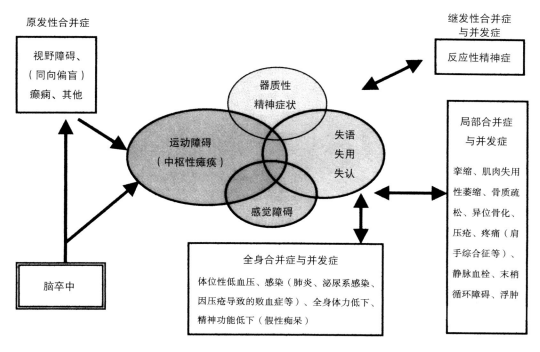

图 1-11 偏瘫的功能障碍

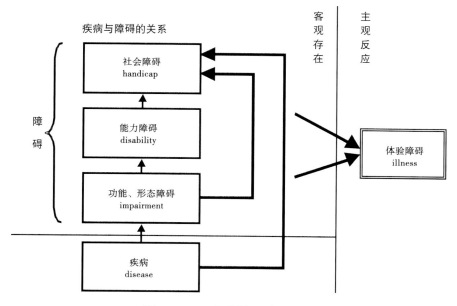

图 1-12 障碍的三个水平

# 1.4 多专业合作全面康复的观点

康复医学在组织上最显著的特征，就是多专业联合，以小组的形式，团结协作，使障碍者能够回归社会。在第 1.3 节中已经叙述过的障碍及障碍的三个水平已证明，障碍者存在的问题是非常复杂的，牵涉的领域是十分广泛的。要达到全面康复，使其回归社会，不是医生或某一个专业技术人员所能解决的。因此，根据患者存在的问题，主管医生组织有关人员进行评价和治疗，如伴有运动功能障碍的患者由运动疗法师（士）进行评价与治疗（图 1-13），由功能障碍导致的能力下降、生活不能自理、认知等功能存在问题的患者由作业疗法师（士）组织评价与治疗（图 1-14）。语言疗法师（士）（图 1-15）、心理治疗师（士）、假肢矫形器制作师（士）、文体治疗师（士）（图 1-16）、教师、职业康复工作者等，都由主管医生根据病情的需要，以医疗文件的形式通知各专业组，成立治疗小组，分别进行评价和协同治疗，使障碍者在身体、精神、生活能力、经济独立等各方面都得到改善或提高，达到初期评价会议决定的远期目标，实现回归社会的愿望。

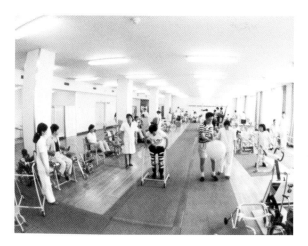

图 1-13　运动疗法

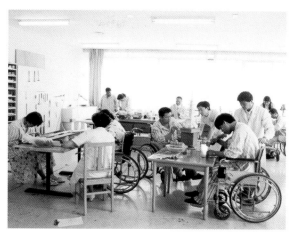

图 1-14　作业疗法

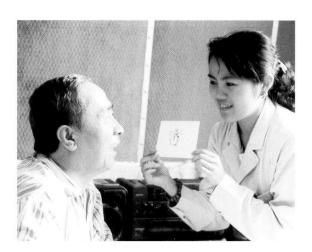

图 1-15　语言疗法

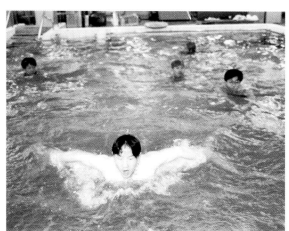

图 1-16　文体治疗

## 1.5 偏瘫的本质是运动模式发生质变的观点

### 1.5.1 对偏瘫本质的认识

周围性瘫痪的康复过程是肌肉力量从小到大的量变过程，常用徒手肌力检查法进行评价；中枢性瘫痪的康复过程是运动模式的质变过程，常将其恢复分为弛缓、痉挛、联带运动、部分分离运动、分离运动和正常六个阶段（Brunnstrom 评价法）（图 1-17）。

在康复过程中，正确判断患者的运动模式所处的不同阶段，对异常的运动模式予以抑制，对丧失了的正常运动模式进行诱发训练，是偏瘫患者的运动功能能否较好恢复的关键。如果治疗者错误地将中枢性瘫痪认为是肌力的丧失，用肌力的大小评价功能恢复的好坏，那不仅不能反映患者运动功能的实质变化，而且会因痉挛的影响使结果失去科学性和客观性。如果再错误地鼓励患者进行提高肌力训练，就会使训练陷入盲目性，将运动功能的恢复导入误区。

这种对偏瘫认识的飞跃，不仅清楚地阐明了中枢性瘫痪与周围性瘫痪的本质区别，而且为康复医学的存在和发展奠定了坚实的理论基础。由此出现了一些别具一格的训练方法，使中枢性瘫痪的康复技术得到了空前的发展，使偏瘫患者获得了理想的康复效果。

### 1.5.2 弛缓阶段的特点 （第 I 阶段）

本阶段是急性脑损伤的移行过程，是锥体束处于休克状态的临床表现。一般经数日或数周可自行度过，临床特点如下。

（1）患者肢体失去控制能力，随意运动消失。

（2）肌张力低下。

（3）腱反射减弱或消失。

因不能维持抗重力体位，部分患者出现肩关节半脱位，卧位时骨盆后倾，髋关节呈屈曲、外展、外旋位，膝关节过伸展，踝关节跖屈内翻（图 1-18）。针对以上体位，治疗者不采取康复措施，就会严重影响将来步行能力的改善。因此，康复医学提出早期康复的理论，利用良肢位摆放和必要的支具对失去控制能力的肢体进行保护，本阶段的康复措施是患者康复的基础和取得理想疗效的重要保证。

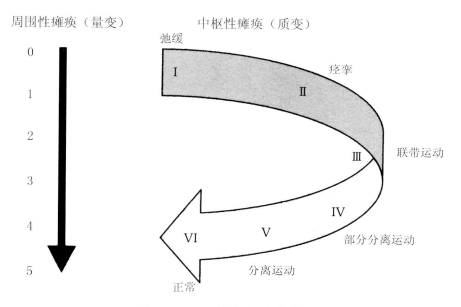

图 1-17　对偏瘫本质的认识

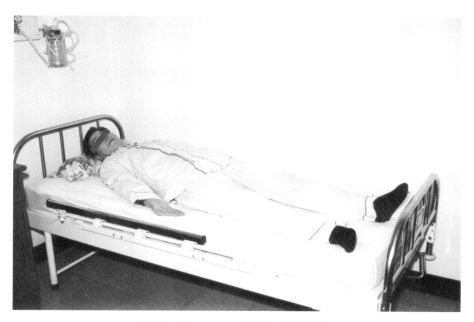

图 1-18　偏瘫弛缓阶段的特点

### 1.5.3 痉挛阶段的特点（第Ⅱ阶段）

病程经过数天或数周不等，若患者出现以下特征之一者，治疗者即可判定其肢体功能已进入第Ⅱ阶段水平（痉挛阶段），特点如下。

（1）腱反射亢进。

（2）患肢肌张力增高。

（3）出现联合反应。

此阶段患侧出现肢体随意运动，但由于肌张力分布异常，姿势与运动出现异常模式。

上肢联合反应检查方法：患者取仰卧位，患侧上肢肩关节外展、外旋，肘关节屈曲，患手摸同侧耳朵，健侧上肢肩关节外展，肘关节屈曲，前臂旋前，掌心向前。治疗者一手握住患者健侧腕关节，用力下压，让患者伸展肘关节，与治疗者对抗（完成等长收缩）。治疗者另一手触摸患者患侧胸大肌，若出现收缩，即为上肢联合反应出现（图1-19）。

下肢联合反应检查方法：患者取仰卧位，双侧上肢放松置于身体两侧，健侧下肢轻度外展。治疗者一手置于健侧踝关节上方，向外侧用力，同时嘱患者用力内收，与治疗者的外力作对抗（完成等长收缩）。治疗者另一手触摸患者患侧下肢大腿内收肌群，若出现肌肉收缩，或患腿也同时出现内收运动，即为下肢联合反应出现（图1-20）。

痉挛是影响患者随意运动的主要因素，在康复治疗中，预防和减轻痉挛是选择与设计治疗方案、促使患者早日康复的关键。在康复的过程中，凡是使痉挛加重的治疗措施，均应立即终止。

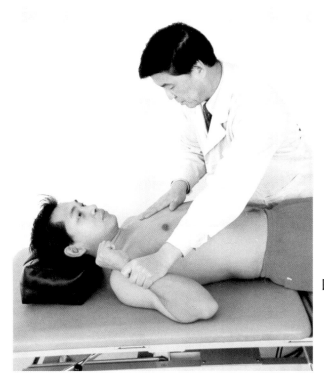

图 1−19　上肢联合反应检查方法

图 1−20　下肢联合反应检查方法

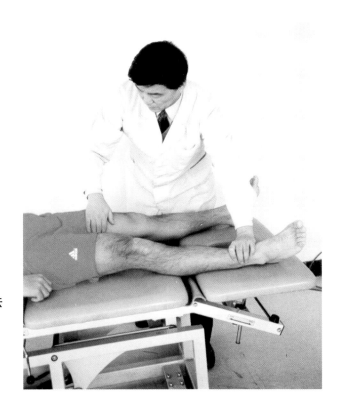

## 1.5.4 上肢联带运动阶段的特点（第Ⅲ阶段）

此阶段是患者出现随意运动的初期阶段，因其动作是由患者意志所引起的，所以被称为随意性动作。另一方面，这种动作是按照一种固定的运动模式进行的，并非完全按患者的意愿所完成的，所以也被称为半随意性动作，这是联带运动达到高峰的临床表现。这种动作模式限制着上肢、下肢动作的多种组合，影响患者日常活动，因此是病理性的、异常的、毫无价值的运动。在训练中，治疗者应防止强化这种病理性的异常模式，诱导患者向分离运动方向发展。

上肢联带运动的动作模式仅有两种，即屈肌联带运动（图1-21）和伸肌联带运动（图1-22），其动作特点见表1-1。

表1-1  上肢联带运动模式动作特点

| 部位 | 屈肌联带运动 | 伸肌联带运动 |
| --- | --- | --- |
| 肩胛带 | 上抬、后撤 | 前突 |
| 肩关节 | 屈曲、外展、外旋 | 伸展、内收、内旋 |
| 肘关节 | 屈曲 | 伸展 |
| 前　臂 | 旋后 | 旋前 |
| 腕关节 | 掌屈 | 背伸 |
| 手　指 | 屈曲 | 伸展 |

部分患者在完成上肢伸肌联带运动时，可能会因痉挛的影响出现腕关节掌屈、手指屈曲的模式，但治疗者可以通过治疗手感发现，此阶段患者的运动模式仍表现出了腕关节背伸和手指伸展的运动倾向。

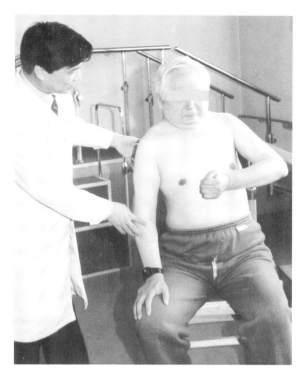

图 1-21　上肢屈肌联带运动

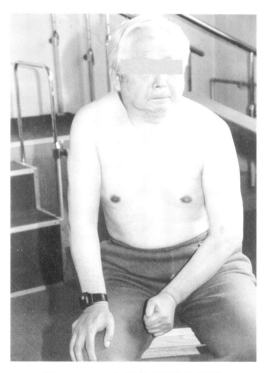

图 1-22　上肢伸肌联带运动

## 1.5.5 下肢联带运动阶段的特点（第Ⅲ阶段）

当下肢功能处在联带运动阶段时，动作被控制在固定的运动模式之下，所以给患者的步行带来了许多困难，若不能较好地消除联带运动的影响，为下肢多种动作组合创造条件，改善步态，那么提高步行能力是不可能实现的。下肢联带运动可分为屈肌联带运动（图1-23）和伸肌联带运动（图1-24）两种动作模式，其动作特点见表1-2。

**表1-2　下肢联带运动模式动作特点**

| 部位 | 屈肌联带运动 | 伸肌联带运动 |
|------|------------|------------|
| 髋关节 | 屈曲、外展、外旋 | 伸展、内收、内旋 |
| 膝关节 | 屈曲 | 伸展 |
| 踝关节 | 背伸、外翻 | 跖屈、内翻 |
| 足　趾 | 伸展 | 屈曲 |

部分患者在完成下肢屈肌联带运动时，可能会受下肢痉挛的影响，出现踝关节跖屈、内翻，足趾屈曲的运动模式。但治疗者可以通过治疗手感发现，此阶段患者的运动模式仍表现出了踝关节背伸、外翻和足趾伸展的运动倾向。

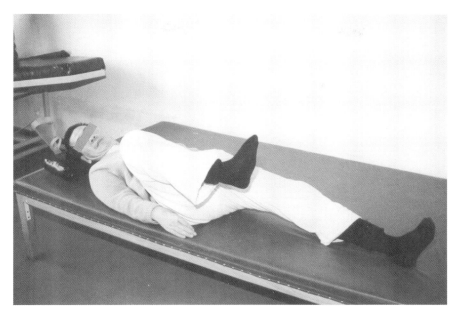

图 1-23  下肢屈肌联带运动

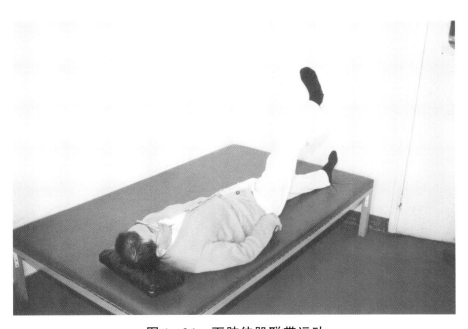

图 1-24  下肢伸肌联带运动

## 1.5.6 上肢部分分离运动阶段的特点（第Ⅳ阶段）

上肢逐渐摆脱联带运动固定模式的控制，出现了新的运动组合，这是运动功能改善的标志。当患者能完成以下三种动作中的一项时，就证明其功能已经进入部分分离运动阶段。此时，训练方案的设计应以如何诱发出更复杂的分离运动模式和多种运动模式组合的选择性运动为原则。

上肢部分分离运动的动作模式特点如下。

（1）肩关节伸展，肘关节屈曲，手摸脊柱（距脊柱＜5厘米）（图1-25）。

（2）肩关节屈曲，肘关节伸展（肩屈曲不得＜60度，肩关节内收、外展不得＞±10度，肘关节屈曲不得＞20度）（图1-26）。

（3）肘关节屈曲，前臂旋前（上臂不得离开躯干，肘关节屈曲在90度±10度范围之内，旋前＞50度）（图1-27）。

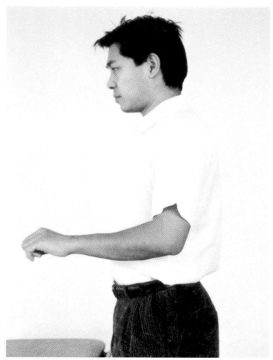

图 1－25　上肢部分分离运动之一

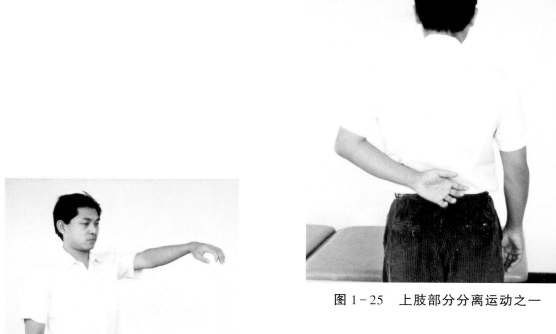

图 1－26　上肢部分分离运动之二

图 1－27　上肢部分分离运动之三

23

## 1.5.7 下肢部分分离运动阶段的特点（第Ⅳ阶段）

下肢逐渐摆脱联带运动固定模式的控制，出现了新的运动组合，这是下肢运动功能改善的标志。当患者能完成以下三种动作中的一项时，就证明其功能已经进入部分分离运动阶段。训练方案也应该强化并诱发多种运动组合（选择性运动）。

下肢部分分离运动的动作模式特点如下。

（1）仰卧位，髋关节外展（外展＞20度，足跟部不得离床，膝关节伸展位，屈曲不得＞20度）（图1-28）。

（2）仰卧位，膝关节伸展，髋关节屈曲（膝关节屈曲不得＞20度，髋关节屈曲＞30度）（图1-29）。

（3）坐位，膝关节伸展（髋关节屈曲60~90度，膝关节屈曲＜20度）（图1-30）。

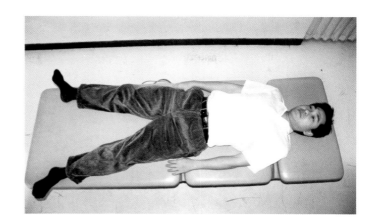

图 1-28　下肢部分分离
　　　　　运动之一

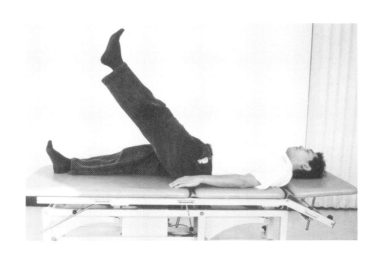

图 1-29　下肢部分分离
　　　　　运动之二

图 1-30　下肢部分分离
　　　　　运动之三

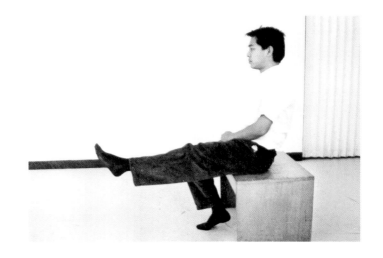

## 1.5.8 上肢分离运动阶段的特点（第Ⅴ阶段）

在第Ⅳ阶段的基础上，患者出现难度更大的分离运动，表明上肢功能正向正常水平发展。若患者能完成以下三种动作中的一项，治疗者就可判定其功能已达到分离运动阶段（第Ⅴ阶段）。上肢分离运动的动作模式特点如下。

（1）肘关节伸展，肩关节外展（肘关节屈曲＜20度，肩关节外展＞60度）（图1-31）。

（2）肘关节伸展，上肢上举（肘关节屈曲＜20度，肩关节屈曲＞130度）（图1-32）。

（3）肘关节伸展，肩关节屈曲，前臂旋前（肘关节屈曲＜20度，肩关节屈曲＞60度，旋前＞50度）（图1-33）。

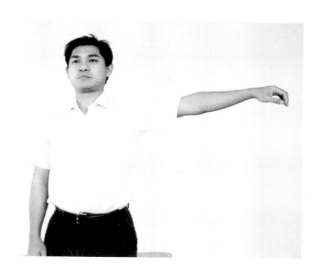

图 1-31　上肢分离运动之一

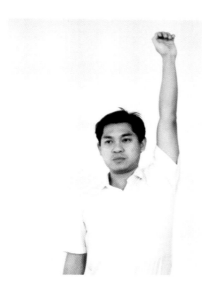

图 1-32　上肢分离运动之二

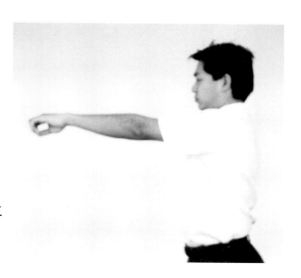

图 1-33　上肢分离运动之三

## 1.5.9 下肢分离运动阶段的特点（第Ⅴ阶段）

在第Ⅳ阶段的基础上，患者出现难度更大的分离运动，表明下肢功能正向正常水平发展。若患者能完成以下三种动作中的一项，治疗者就可判定其功能已达到分离运动阶段（第Ⅴ阶段）。其动作特点如下。

（1）坐位，膝伸展，踝关节背伸（髋关节屈曲60~90度，膝关节屈曲＜20度，踝关节背伸＞5度）（图1-34）。

（2）坐位，髋关节内旋（髋关节屈曲60~90度，膝关节屈曲90±10度，髋关节内旋＞20度）（图1-35）。

（3）立位，踝关节背伸（髋关节、膝关节屈曲＜20度，踝关节背伸＞5度）（图1-36）。

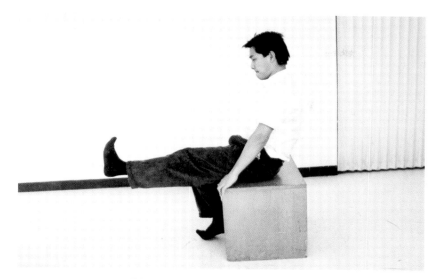

图 1-34 下肢分离运动之一

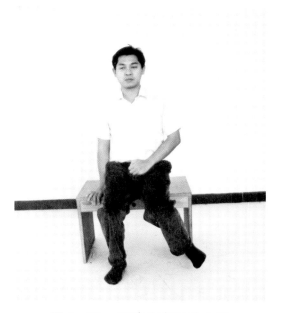

图 1-35 下肢分离运动之二

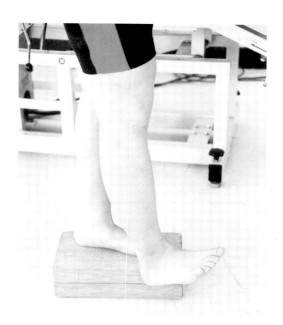

图 1-36 下肢分离运动之三

## 1.5.10 正常阶段的特点（第Ⅵ阶段）

在第Ⅴ阶段基础上，患者上肢、下肢运动功能接近正常水平，其中，主要是指运动的速度和协调性。

日本东京大学上田敏教授提出评价上肢运动速度的方法：患者肘关节屈曲，手与耳同高，以最快速度伸展肘关节，上举上肢，反复10次。然后与健侧对比，所需时间要求在健侧的1.5倍以下（先做健侧）（图1-37）。

评价下肢运动的方法：患者取坐位，完成髋关节内旋10次（内旋20度以上），与健侧对比，所需时间要求在健侧的1.5倍以下（先做健侧）（图1-38）。

在临床中，治疗者利用"认知评价与训练仪"对患者进行目的性动作测试，通过计时器对患者的运动速度及协调性动作进行量化（图1-39）。

运动模式只是运动功能的基本条件之一。如何将基本的运动功能转换为协调的、速度随意变化的、最省力的目的性运动才是恢复患者具有实用价值运动的关键。

因此，在训练中，治疗者应严格掌握科学的方法和合理的训练量，既要保证足够的训练量，又要防止痉挛和异常模式的强化。

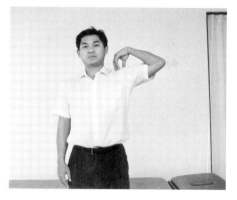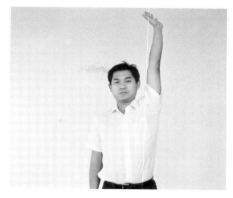

图 1-37　上肢运动速度检查

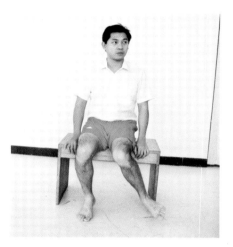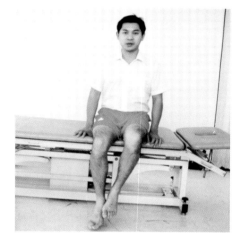

图 1-38　下肢运动速度检查

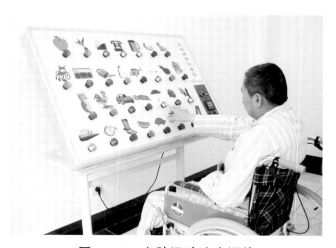

图 1-39　上肢运动速度评价

# 2. 造成偏瘫异常运动模式的因素

## 2.1 痉挛

所谓肌张力，就是身体的一部分在进行被动运动时，或是肌肉收缩时，引起与之相反方向的由肌肉牵张、放松等活动产生的抵抗力。正常的肌张力是在运动中感到有适当的抵抗，运动的过程不会受到阻碍，是在柔韧状态进行活动。肌张力低下（或称弛缓）是肌肉在被动运动时只有很少的抵抗或无抵抗感，四肢丧失了固有的弹性和紧张。当解除被动的支撑时，肢体就会因重力而失去控制。

肌张力增高（或称痉挛）是肌肉在被动运动时产生过大的抵抗感，这种抵抗范围较大，四肢产生沉重感。当解除外力对肢体的支撑时，肢体受到痉挛肌群的牵拉而受到控制。痉挛是紧张性反射活动，由失抑制状态引起，它常以固定的模式出现，因而构成偏瘫患者特定的外形，也是影响患者运动功能的最重要的原因。偏瘫患者常见的痉挛模式是以上肢屈肌亢进、下肢伸肌亢进为特点（图2-1），在美国的 *Home care for the stroke Patient* 一书中以线条图的方式形象地表现出了痉挛模式（图2-2），具体表现如下：

头：向患侧屈曲，面部转向健侧。　　　躯　干：向患侧屈曲并向后方旋转。

上肢（屈曲模式）　　　　　　　　　　骨　盆：患侧上抬并向后方旋转。

肩胛带：后撤，下沉。　　　　　　　　下　肢（伸肌模式）

肩关节：内收，内旋。　　　　　　　　髋关节：伸展，内收，内旋。

肘关节：屈曲。　　　　　　　　　　　膝关节：伸展。

前　臂：旋前。　　　　　　　　　　　踝关节：跖屈，内翻。

腕关节：掌屈，尺偏。　　　　　　　　足　趾：屈曲，内收。

手　指：屈曲，内收。

实际上，痉挛不是刻板的、不可逆转的运动特征，而是通过与环境相互作用发展起来的，是异常活动强化的结果。因此，痉挛是可以通过治疗得到控制的一种反应。

Bobath用以下六点组成控制痉挛的基础训练：①抗痉挛肢位的应用；②患侧负重；③躯干旋转；④患侧上肢伸展；⑤肩向前伸；⑥正确的训练方案。无论患者处在什么时期，治疗者都可以设计应用，效果良好。

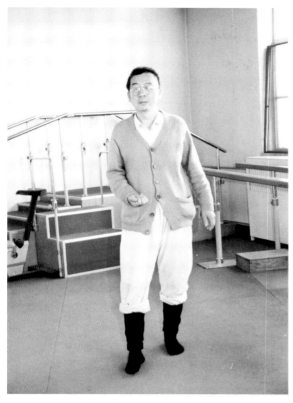

图 2-1　偏瘫典型的痉挛模式

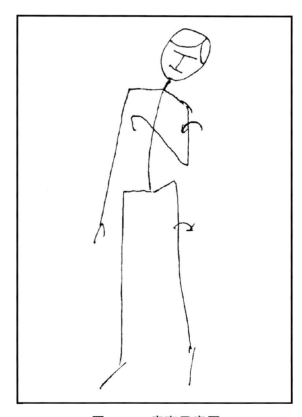

图 2-2　痉挛示意图

## 2.2 联合反应

里多克（Riddoch）和巴扎德（Buzzard）（1921）及布伦斯特伦（Brunnstrom, 1970）曾将偏瘫患者常见的联合反应定义为"因随意性的用力或反射的刺激，身体某部分在活动时出现与活动无关部分或身体更大范围的活动，或呈姿势被固定的异常变化"。联合反应是患侧的异常反射活动。痉挛往往可以增强这种运动模式。沃尔什（Walshe）曾指出："联合反应破坏了随意控制，是一种从抑制中被解放的姿势反应。"这种反应常在患者打哈欠、咳嗽、打喷嚏、努力完成一个动作、维持平衡及将要跌倒时出现（图2-3）。

联合反应是在肢体丧失运动功能时出现的，是不能通过意志控制而改变的。

联合反应对偏瘫患者有以下不良影响。

（1）联合反应造成患者上肢、下肢痉挛加重，肢体被强制在固定的肢位而难以完成功能上需要的动作，如穿鞋时踝关节跖屈、内翻，下肢伸展，导致患者不能完成穿鞋的动作。患者如果努力去做，就会使伸肌痉挛进一步强化（图2-4）。

（2）如果上肢经常处于屈曲位，会导致关节挛缩（特别是肘关节和手指），影响上肢功能的改善。

（3）联合反应影响上肢、下肢的平衡反应，造成全身的平衡功能障碍。

（4）加重挛缩，影响运动功能的改善。

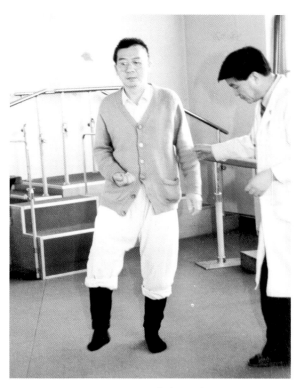

图 2-3　联合反应

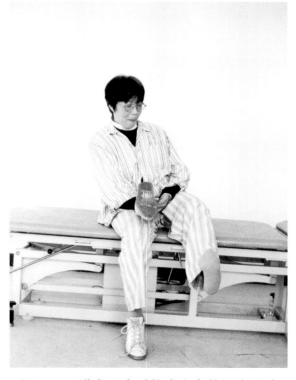

图 2-4　联合反应对偏瘫患者的不良影响

## 2.3 代偿动作

代偿是通过另一部分较大的活动来抗衡缺损的异常状态。由于一侧肢体功能的丧失或低下，偏瘫患者利用健侧的随意运动来实现功能性目标，从而形成代偿动作。代偿动作的发展对偏瘫患者的运动功能有如下影响。

（1）动作不对称。

（2）重心转移至健侧。

（3）重心转移能力降低。

（4）稳定性降低。

（5）出现身体中线向健侧偏移的异常感觉。

（6）平衡反应受到抑制。

（7）运动功能进一步下降。

患者从坐位到立位的代偿运动，首先是身体重心向健侧偏移，躯干与双侧下肢原本的对称性的活动遭到破坏。仅由健侧完成的动作稳定性降低，正常的平衡反应受到抑制。这种不对称的动作形式，虽然可以完成从坐位到立位的运动，但会导致患者经过训练可以掌握的动作被异常的运动模式替代，从而大大降低患者的运动功能（图2-5）。在临床中，治疗者可用"平衡训练装置"中的1号凳指导患者完成从坐位到立位的训练，用体重计的读数评估患者动作的准确性（图2-6）。还可使用步态矫治仪，让患者观察屏幕上的双足彩色灯光闪烁的对称性。应用生物反馈原理，让患者体会正常的运动感觉，抑制代偿动作（图2-7）。

步行的代偿动作是将身体重心向健侧转移，使身体中线向健侧偏斜，即使在患侧下肢处于支撑相时，身体重心也不能充分地向患侧转移，导致患侧支撑相明显缩短，健侧下肢快速完成摆动相动作，造成身体稳定性差，步态异常，运动功能进一步受到影响（图2-8）。

代偿可导致比最初损伤更大的功能丧失。因此，在偏瘫患者的康复治疗中，治疗者要注意预防代偿动作的出现，尽最大可能利用正常运动模式进行训练。

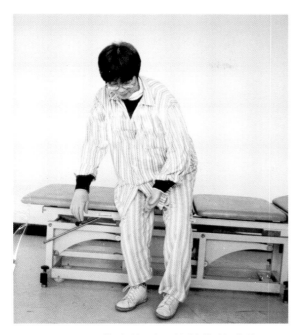

图 2-5　从坐位到立位的代偿动作

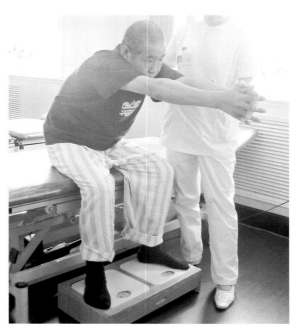

图 2-6　从坐位到立位的代偿
动作抑制训练

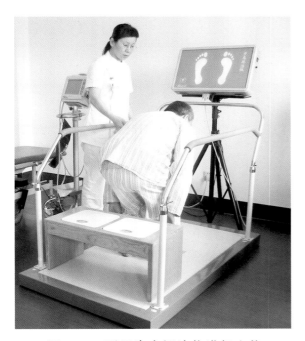

图 2-7　利用步态矫治仪进行立位
代偿动作的抑制训练

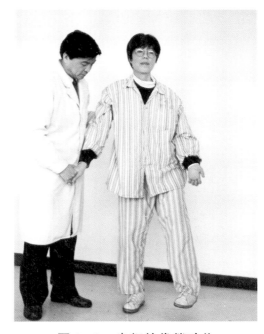

图 2-8　步行的代偿动作

## 2.4 上肢联带运动

联带运动是病理性的异常运动模式，当偏瘫患者上、下肢的运动功能从弛缓阶段（第Ⅰ阶段）进入痉挛阶段（第Ⅱ阶段）时，便可出现随意运动，但此时的运动模式与正常的随意运动有质的区别。其上肢运动模式分为两种类型，即屈肌联带运动和伸肌联带运动。这种异常的运动模式逐渐发展，当进入联带运动阶段（第Ⅲ阶段）时，便达到高峰（具体特点见1.5.4）。由于上肢的运动被以上两种病理性的、刻板的运动模式束缚，严重地影响应用动作的出现，所以应该通过训练加以抑制。上肢联带运动对患者运动功能的影响举例如下。

（1）由于上肢屈肌联带运动的影响，肩关节屈曲时伴随外展、外旋，所以手摸头部有困难，造成上肢上举时不能完成梳头、洗脸、刷牙等一切需要配合内收、内旋的动作（图2-9）。

（2）由于肩关节屈曲时伴随肘关节屈曲和前臂旋后，所以当上肢前伸时，肘关节不能伸展，不能完成各个方位拿取物品的动作。

（3）上肢屈肌联带运动造成腕关节掌屈和手指屈曲，所以拿取物品功能丧失。

（4）当上肢伸展时，因受到上肢伸肌联带运动束缚，肘关节不能完成屈曲动作，所以患者穿裤子、洗澡、上厕所、摸后背等需要肩关节伸展、肘关节屈曲的日常生活动作全部丧失（图2-10）。

因此，上肢屈肌联带运动和伸肌联带运动是病理性运动，是严重影响患者应用动作完成的异常模式，若不能有效地予以抑制，上肢应用动作的出现是不可能的。

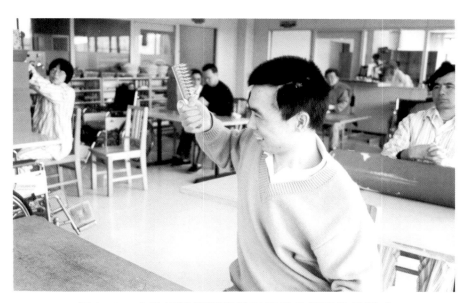

图 2-9 上肢屈肌联带运动对日常生活动作的影响

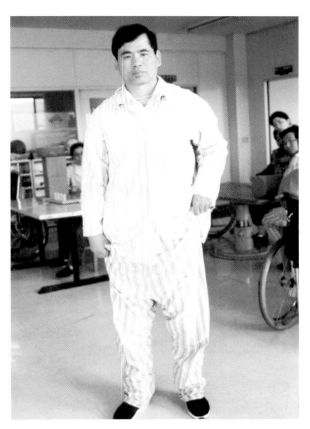

图 2-10 上肢伸肌联带运动对
日常生活动作的影响

## 2.5 下肢联带运动

下肢联带运动分为伸肌联带运动和屈肌联带运动两种类型，下肢运动被这两种固定的、病理性的运动模式束缚，严重地影响患者的步态和下肢应用动作的完成，因此，为了改善患者的步态和提高下肢应用动作的水平，必须抑制下肢联带运动，诱发分离运动和多种运动模式随意组合的选择性运动。下肢联带运动对患者运动功能的影响举例如下。

（1）由于下肢屈肌联带运动的影响，髋关节屈曲时伴随外展、外旋，所以当患者抬腿时，下肢向外偏歪，影响步态（图2-11）。

（2）由于下肢伸肌联带运动的影响，髋关节伸展时膝关节不能完成屈曲，踝关节出现跖屈、内翻，所以患者感到迈步困难，不得不将骨盆向健侧倾斜，将患侧下肢画一个圈，出现异常的步态。

（3）由于站立时髋关节伸展，踝关节出现跖屈、内翻，所以患者不能做到全脚掌着地，影响身体的平衡和稳定（图2-12）。

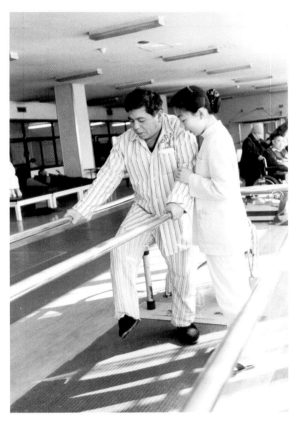

图 2－11　下肢屈肌联带运动对步态的影响

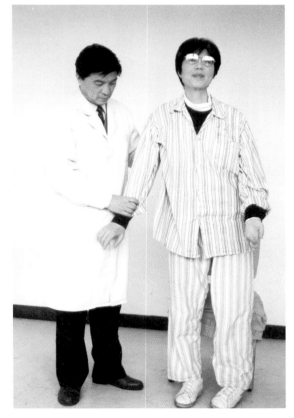

图 2－12　下肢伸肌联带运动对步态影响

## 2.6 紧张性迷路反射

紧张性迷路反射是由患者头部空间位置变化引起的，是脑干水平的反射。出生后四个月以前婴儿呈阳性反应为正常，四个月后应随着神经反射发育的进展而被抑制。

其临床特征为：患者仰卧位时，全身伸肌张力增高，脊柱伸展，头后仰，肩关节后撤，四肢伸展；俯卧位时，全身屈肌张力增高，如果患者呈严重的伸肌痉挛状态，屈肌张力增高不明显，则常以伸肌紧张程度减弱的方式表现出来。

偏瘫患者常受到紧张性迷路反射的影响，表现如下。

（1）如果长时间使用轮椅，躯干屈曲，看周围事物时不得不将头部抬起，颈部伸展，导致下肢伸肌张力增高，髋关节伸展，臀部向前滑动，膝关节伸展，脚从踏板上滑脱，造成患者左右不对称的半卧位姿势（图 2-13）。

（2）进行翻身动作时，由于颈部伸展，导致伸肌张力增高，一侧下肢不能完成前倾动作，而难以完成翻身动作（图 2-14）。

（3）站立时，患者头向后伸，下肢伸肌张力增高，肩和躯干后伸，膝关节过伸展且不能屈曲，加之踝关节跖屈、内翻，造成异常的运动模式（图 2-15）。

（4）步行时，同样因伸肌张力的影响，下肢屈曲困难，患者向前迈步艰难。

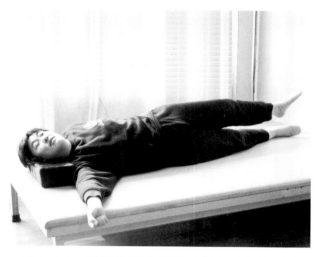

图 2-14　紧张性迷路反射对翻身动作的影响

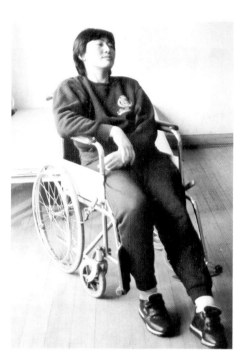

图 2-13　紧张性迷路反射对
坐位姿势的影响

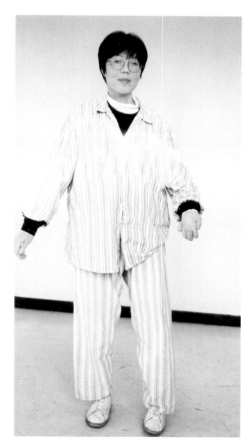

图 2-15　紧张性迷路反射对
站立姿势的影响

## 2.7 对称性紧张性颈反射

对称性紧张性颈反射是脑干水平的反射，是通过颈部肌肉和关节的屈伸而引出的。当颈部伸展时（仰头），上肢伸肌张力增高，下肢屈肌张力增高；当颈部屈曲时（低头），下肢伸肌张力增高，上肢屈肌张力增高（图 2-16）。

正常发育时，该反射应在婴儿出生 6 个月以后消失。偏瘫患者由于神经处于失抑制状态，此反射被释放出来，使患者的姿势与动作出现以下特征。

（1）当卧床取半卧位时，头和躯干的下面枕头过高，或乘坐轮椅时颈和躯干呈屈曲位，则患侧的下肢伸肌、上肢屈肌张力增高。

（2）当患者从仰卧位坐起时，抬头动作导致下肢伸肌张力增高，动作难以完成。

（3）步行时患者低头看地面，造成下肢伸肌张力增高，患侧支撑相，膝关节出现过伸展，踝关节跖屈，与地面接触，在摆动相时，髋、膝关节不能充分屈曲。上肢呈屈曲位，联合反应又通过头的位置得到强化（图 2-17）。

（4）当患者从床转移到轮椅时，由于抬头，上肢伸展，支撑床面，造成患侧下肢屈肌张力增高，膝关节屈曲，足不能着地，不能负重。

（5）步行时由于抬头，颈部伸展，导致下肢屈肌张力增高，患肢不能负重（图 2-18）。

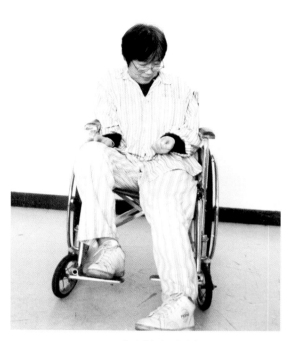

图 2-16 对称性紧张性颈反射
对坐位姿势的影响

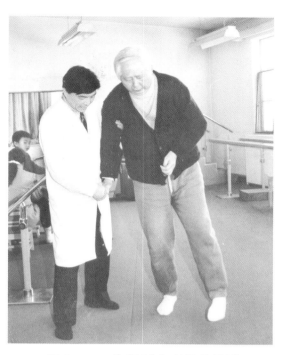

图 2-17 步行时患者低头导致
下肢伸肌张力增高

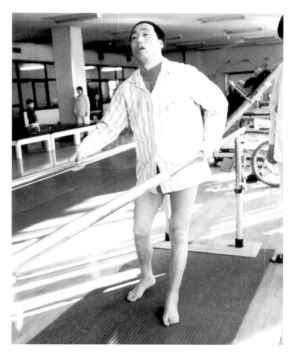

图 2-18 由于抬头动作导致下肢屈肌
张力增高

## 2.8 非对称性紧张性颈反射

非对称性紧张性颈反射是脑干水平的反射，通过颈部肌肉和关节的牵张而引出。当头部旋转时，在面部朝向的一侧，上肢、下肢伸肌张力增高；在头后部朝向的一侧，上肢、下肢屈肌张力增高（图2-19）。

正常发育时，该反射应在婴儿出生6个月以后消失，因与对称性紧张性颈反射同样的原因，偏瘫患者的该反射被释放出来，对其姿势与动作出现以下的影响。

（1）患者上肢伸展时，须用力将脸转向患侧。如果不将脸转向患侧，肘关节就不能伸展。

（2）上肢屈肌痉挛患者的肘关节常取屈曲位，但是当患者将脸转向患侧时，肘关节却不能完成屈曲动作；当进行吃饭、洗脸、梳头等日常生活动作时，患侧上肢屈曲，面部必须向健侧转动，因而影响正常生活动作的完成（图2-20）。

（3）下肢肌张力低下的患者在辅助下站立时往往将脸朝向患侧，使下肢的伸展得到强化。这种姿势会影响正常的平衡反应，应予以抑制。

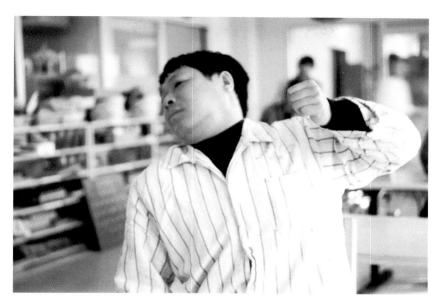

图 2-19　患侧上肢前屈，面部向健侧旋转

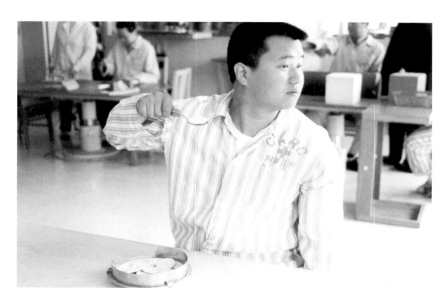

图 2-20　非对称性紧张性颈反射对日常生活动作的影响

# 2.9 阳性支持反射

阳性支持反射是当足趾的末端及其内侧拇指、小趾的皮肤等部位受到刺激时，骨间肌伸张，刺激本体感受器，导致下肢伸肌张力增高。偏瘫患者常因站立而使足趾与地面接触受压，进而出现阳性反应。该反射在婴儿出生后 3~8 个月出现阳性反应为正常，在婴儿出生 8 个月后应随着神经反射的发育而被抑制。偏瘫患者若因原始反射处于失抑制状态而使该反射被释放，则会对其运动功能出现如下影响。

（1）患肢膝关节过伸展，踝关节跖屈、内翻，影响支撑相时的足跟着地（图2-21）。

（2）当患侧处于支撑相时，踝关节跖屈，难以完成重心转移动作（图2-22）。

（3）在训练患肢踝关节背伸运动时，要尽量防止刺激足趾，避免屈肌张力增高。

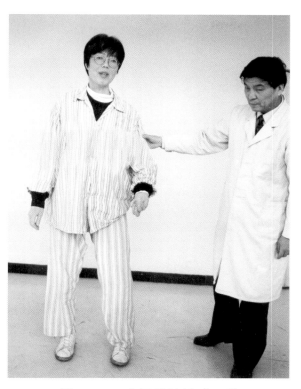

图 2-21　患足着地导致下肢
　　　　伸肌张力增高

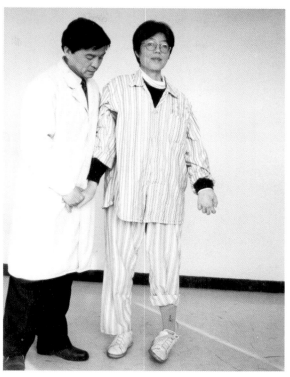

图 2-22　患侧支撑相时，踝关节跖屈
　　　　内翻造成重心转移困难

## 2.10 交叉性伸展反射

　　交叉性伸展反射是脊髓水平的反射，该反射在婴儿出生2个月以内出现阳性反应为正常，在出生2个月以后，应随着神经反射的发育而被抑制。Bobath等曾发表过通过动物实验对交叉性伸展反射进行描述的报告。报告中指出，在对动物的一侧下肢施以伴有疼痛的刺激时，另一侧下肢为了支撑体重，就会出现伸肌张力增高。

　　偏瘫患者也会受到这种反射的影响，出现如下的临床表现。

　　（1）患者在床上做搭桥动作时，若将健侧下肢抬起，患侧下肢就会受到交叉伸展的影响而倒下来（图2-23）。

　　（2）患者用健侧下肢单腿负重，从坐位起立时，只要健侧下肢主动伸展，患侧下肢就会出现屈曲，这种反应会影响患肢的负重。

　　（3）部分患者患侧下肢可单腿站立，在负重时，膝关节可以完成屈曲动作，并不出现伸肌过度紧张的现象；但是当健侧下肢向前迈出，呈屈曲状态时，患侧下肢就会出现伸肌亢进模式，造成平衡障碍（图2-24），当患肢进入摆动相时，就会出现屈曲困难，影响步行。

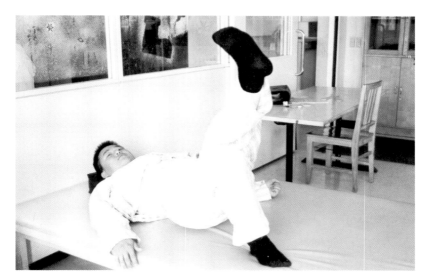

图 2-23　交叉性伸展反射影响单腿搭桥动作的完成

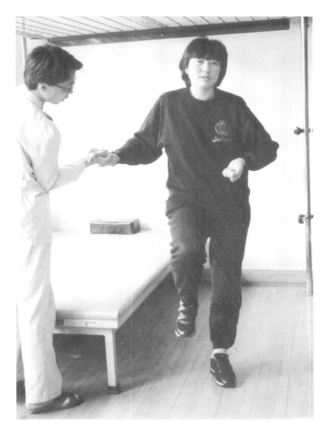

图 2-24　健侧下肢屈曲时，患侧下肢
出现伸肌亢进模式

## 2.11 抓握反射

抓握反射是由手掌和手指掌侧的触觉、本体感觉受到刺激而引起的手指屈曲、内收的抓握动作。此反射在正常婴儿出生时出现，随着随意抓握动作的发育而消失，偏瘫患者若因原始反射失抑制状态而使该反射被释放出来，将会出现如下表现。

（1）患者手中无论放入什么物体，都会引起肘关节、腕关节和手指的屈肌张力增高。

（2）对于手指屈曲痉挛严重的患者，以往治疗师会为其设计矫形器，或是让其将毛巾卷等物品抓在手中，以将手指固定于伸展位。这种方法刺激了抓握反射，往往导致痉挛加重。

（3）以往治疗师为了让患者练习手的抓握动作，设计抓握网球或带刺激物的橡胶圈等活动，这种活动往往会因引出抓握反射而影响手的伸展功能。

（4）训练时，治疗师为了利用自我辅助的方法，会让患者双手手指交叉，由于健侧手指从患侧手掌近端伸向远端，引起抓握反射，导致手指屈曲、内收，使动作难以完成（图2-25）。

（5）部分患者虽然已经掌握了手指随意伸展的运动功能，但当要将手中的物品放开时，往往由于抓握反射的影响而遇到困难（图2-26）。

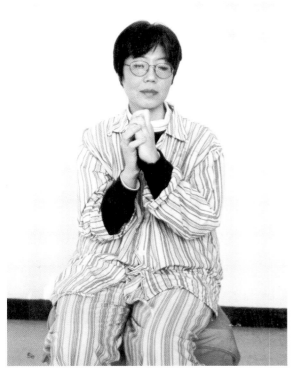

图 2-25 当双手交叉时，患手手指屈曲、
　　　　 内收，使动作难以完成

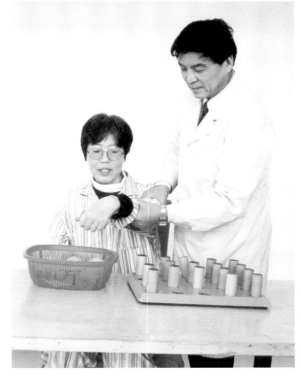

图 2-26 当患手将抓握的木钉放开时，
　　　　 因抓握反射的影响遇到困难

## 2.12 平衡障碍

平衡反应是脑皮质水平的反应，由仰卧位与俯卧位倾斜反应、膝手位平衡反应、坐位平衡反应、跪位平衡反应和迈步反应所组成。一般分别于小儿出生后6个月、8个月、12个月、15个月、18个月时出现，并伴随一生。若平衡功能不出现或遭到破坏，就会影响坐位、膝手位、跪位、立位的维持。偏瘫患者由于脑组织的损伤，伴有平衡障碍的病例较多。若不能得到改善，就会影响相应的运动功能，具体表现如下。

（1）对于坐位平衡反应正常者，当其身体重心变化时，将会出现头部、胸部向重心偏移的对侧调整，同时出现上肢与下肢的伸展、外展，以维持坐位姿势（图2-27）。若患者坐位平衡消失，就不能独立维持坐位（图2-28）。

（2）对于立位平衡反应正常者，在站立时，若外力导致平衡破坏，会随时出现头、躯干和踝关节的各种调整反应。若仍不能维持平衡，就会出现相应方向的迈步反应，以维持身体平衡（图2-29）。但伴有立位平衡障碍的患者，即使下肢功能良好，也不能独立站立和行走（图2-30）。

（3）由于平衡功能欠佳，患者具有随时可能跌倒的恐惧心理，会使全身肌肉高度紧张，加重躯干及四肢痉挛。

（4）少数患者忽略平衡功能的重要性，缺乏保护意识，会导致外伤的发生。由于调整和保护性的反应不充分，往往造成骨折等严重损伤。

因此，平衡功能是偏瘫患者康复中至关重要的环节，不容忽视。

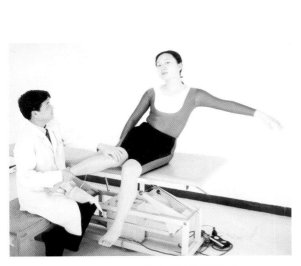

图 2-27　正常坐位平衡反应

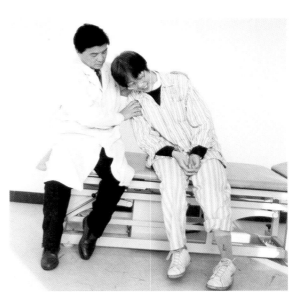

图 2-28　坐位平衡反应消失的表现

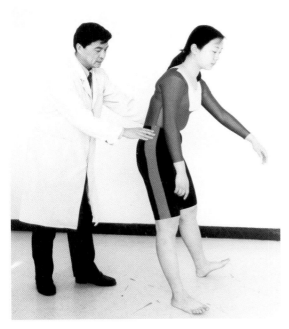

图 2-29　正常立位平衡反应

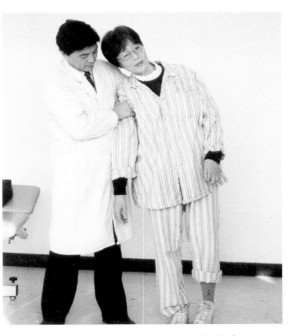

图 2-30　立位平衡反应消失的表现

# 2.13 感觉障碍

感觉的分类方法较多，一般可分为躯体感觉和内脏感觉两大类，其中，躯体感觉对偏瘫患者的运动功能影响很大。在康复治疗中，躯体感觉分为浅感觉（包括触觉、痛觉、温度觉）、深感觉（包括关节觉、振动觉、深部压觉及深部痛觉）、复合感觉（包括两点识别觉、图形觉、实体觉）。在偏瘫患者中，伴有感觉障碍的患者比例相当高，是严重影响康复水平的重要因素之一，也是常被忽略的部分。感觉障碍对偏瘫患者的影响举例如下。

（1）感觉丧失使患者的运动意识缺乏，对于下肢着地与否不能正确地判断，使患者对步行的平衡稳定缺乏自信，产生恐惧感。

（2）关节觉的丧失导致患者关节位置觉和运动识别觉障碍，患者闭目，治疗者检查其关节屈伸及屈伸的角度，患者不能准确地判断（图2-31），所以难以控制抬腿的高度，造成步态异常（图2-32）。

（3）当患手握物品时，患者不能判断物品的形状、温度，也会影响日常生活的自理。

重度感觉障碍的患者往往功能恢复预后不佳。因此，为了改善偏瘫患者的运动功能，治疗者必须重视感觉障碍的评价与康复治疗。

感觉评价箱可以较全面地提供评价的常用工具及与国际接轨的评价表格，使评价进一步规范（图2-33）。

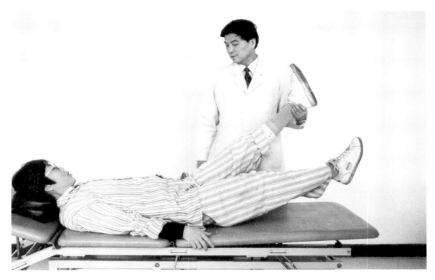

图 2-31　下肢关节位置觉异常的表现

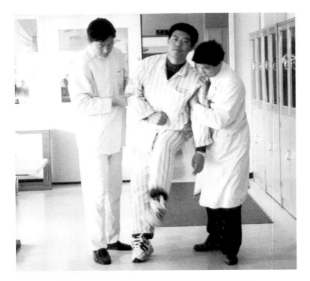

图 2-32　下肢关节位置觉异常
　　　　　对步行的影响

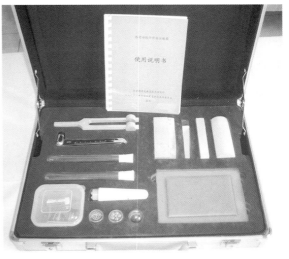

图 2-33　感觉评价箱

# 3. 偏瘫急性期的康复治疗

## 3.1 良肢位的设计

良肢位与功能位不同，它是从治疗的角度出发设计的一种临时性体位。大部分偏瘫急性期患者的患侧肢体呈弛缓状态，此阶段不仅不能运动，还会导致关节半脱位和关节周围软组织损伤，甚至由于长时间异常体位，造成关节挛缩。良肢位的摆放对抑制痉挛模式、预防肩关节半脱位、早期诱发分离运动等均能起到良好的作用，是预防众多并发症、提高康复疗效的重要措施。北京梅若克康复技术研究所研制的充气式良肢位用具不仅可用于急性期，也可用于痉挛后期，作用是控制体位、缓解痉挛。

目　　的：（1）保护肩关节，防止半脱位。

（2）防止骨盆后倾和髋关节外展、外旋。

（3）预防和缓解痉挛。

（4）早期诱发分离运动。

方　　法：（1）仰卧位：头部放在枕头上，面部朝向患侧，枕头高度要适当，胸椎不得出现屈曲。患侧臀部下方垫一个枕头，使患侧骨盆向前突，防止髋关节屈曲、外旋。患侧肩关节下方垫一个扇形充气垫，使肩胛骨向前突。上肢肘关节伸展，置于上肢充气枕上，腕关节背伸，手指伸展。下肢大腿及小腿中部各放一个楔形充气垫，防止髋关节外展、外旋。膝关节下方利用舟状充气垫固定，防止膝反张。固定带不宜过紧，以上下可移动1厘米为宜（图3-1）。

（2）患侧在下方的侧卧位：患侧肩胛带向前伸，肩关节屈曲，肘关节伸展，前臂旋后，腕关节背伸，手指伸展。患侧下肢伸展，膝关节轻度屈曲。健侧下肢髋关节、膝关节屈曲，下面垫一个下肢充气支具，背部挤放一个枕头，躯干可依靠其上，取放松体位（图3-2）。

（3）患侧在上方的侧卧位：患侧上肢向前方伸出，肩关节屈曲约90度，下面用充气支具支持，健侧上肢可以自由摆放。患侧下肢髋关节、膝关节屈曲，置于下肢充气支具上。健侧下肢髋关节伸展，膝关节轻度屈曲，背后挤放一个枕头，使躯干呈放松状态（图3-3）。

注意事项：（1）良肢位是从治疗角度出发设计的临时性体位，为了防止关节挛缩影响运动功能，必须定时变换体位。

（2）仰卧位会因受到紧张性颈反射和紧张性迷路反射的影响而出现姿势异常。另外，骶部、足跟外侧、外踝等处容易出现压疮，因此要尽量减少仰卧的时间。

（3）在患侧在下方的侧卧位时，头及颈椎上部屈曲，下颚内收。患侧上肢向前方伸出，肩关节屈曲角度要小于90度。肩胛骨内侧缘和胸廓的平面与床接触，防止肩关节因受压而产生疼痛。

（4）在患侧在上方的侧卧位时，患侧上肢尽量前伸。踝关节处于中立位，防止跖屈、内翻。手放在充气枕上，维持拇指外展、四指伸展位。

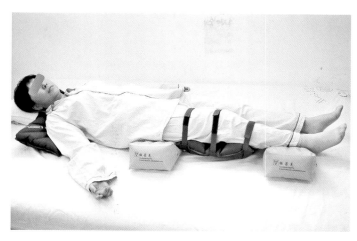

图 3-1　仰卧位的良肢位

图 3-2　患侧在下方的侧卧位
　　　　良肢位

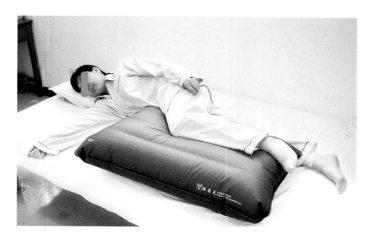

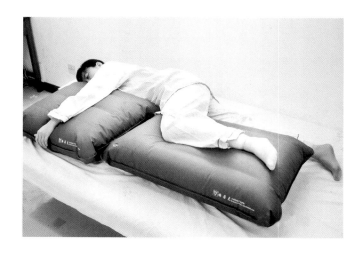

图 3-3　患侧在上方的侧卧位
　　　　良肢位

## 3.2 被动关节活动度维持训练

偏瘫患者在急性期,尤其是处于昏迷状态或完全丧失运动功能的重度偏瘫患者,由于运动功能的丧失,肢体长时间不活动,导致关节挛缩。为了预防关节挛缩,并在早期使患者体会正常的运动感觉,促使运动功能改善,在卧床期进行被动关节活动度维持训练是非常必要的。在训练中应遵循以下几项原则:①早期开始,一般可在发病后的2~3天进行;②患者应取仰卧位;③两侧均要进行训练,先做健侧,后做患侧;④活动某一个关节时,近端关节必须予以固定;⑤手法要轻柔适度,避免产生疼痛;⑥手法的速度要缓慢,有节奏,一般一个动作需要3~5秒;⑦各关节的各运动方向均要进行训练,每种运动各3~5次为宜;⑧一般在无疼痛状况下完成全关节活动范围的运动(不得出现超关节活动范围的运动),特殊关节除外,如肩关节在弛缓期仅完成关节活动范围的50%,随着关节功能的改善再逐渐加大活动范围,偏瘫患者关节活动受限与痉挛有关,当运动功能改善后,可由发病初期每日两次,改为每日一次,直至终止训练;⑨对伴有疼痛的关节,训练前可进行热敷等物理治疗。

### 3.2.1 髋关节被动关节活动度维持训练

目　　　的:预防髋关节屈曲挛缩。

方　　　法:(1)治疗者一手将健侧下肢充分屈曲,以固定骨盆,另一手下压患侧膝关节,使髋关节充分伸展(图3-4)。

(2)治疗者一手固定健侧下肢维持伸展位,另一手保持患肢膝关节伸展,同时用肩部上扛动作完成髋关节屈曲,使股二头肌得到牵拉(图3-5)。

(3)另一种牵拉股二头肌的方法是:用沙袋固定健侧下肢,治疗者一手下压患侧膝关节维持伸展,另一手上抬足部使髋关节屈曲(图3-6)。

(4)健侧下肢用沙袋固定,治疗者用手托起患侧足跟及膝关节下方做髋关节外展运动。

(5)下肢屈曲位,治疗者一手托住患侧小腿近端,另一手扶足跟并向外侧摆动完成髋关节内旋运动。

注意事项:(1)运动要充分,防止粗暴手法,骨盆不得出现代偿动作。

(2)当关节出现疼痛或周围软组织出现红、肿、热、痛等异常现象时,要进一步检查,预防异位骨化的发生。

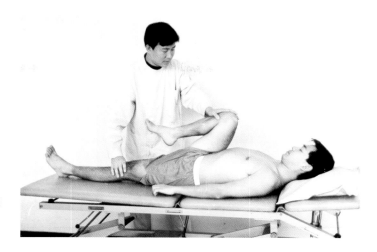

图 3-4　髋关节伸展训练

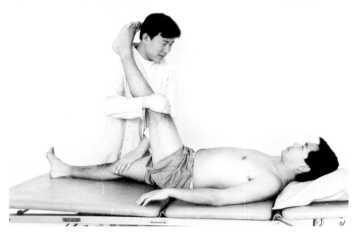

图 3-5　股二头肌牵张训练
　　　　　方法之一

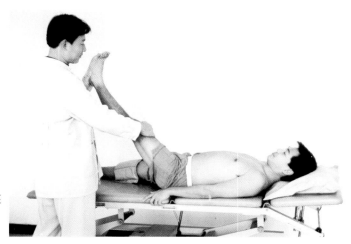

图 3-6　股二头肌牵张训练
　　　　　方法之二

## 3.2.2 踝关节与足趾被动关节活动度维持训练

目　　的：（1）预防踝关节跖屈、内翻挛缩。

　　　　　（2）预防足趾屈曲挛缩。

　　　　　（3）缓解痉挛。

方　　法：（1）治疗者一手固定患足踝关节上方，另一手握住患者的足跟，向前下方牵拉跟骨，同时用前臂抵住足底前外侧缘，通过治疗者身体重心的前移，向下方施加压力，使踝关节背伸（图3-7）。

　　　　　（2）被动运动足趾时，治疗者左手固定前脚掌，右手活动跖趾关节和趾趾关节（图3-8）。

注意事项：（1）被动运动踝关节时，不可握住前脚掌用力，以免造成足纵弓与横弓的塌陷。

　　　　　（2）趾关节的训练可以预防足趾的屈曲挛缩。

　　　　　（3）除训练时间外，应根据痉挛程度的不同，分别采用软支具、足托（热可塑材料制品）、短下肢支具等维持训练效果。

　　　　　（4）对中度以上痉挛的患者，应配合踝背伸训练器逐渐缓解跖屈、内翻的痉挛模式。

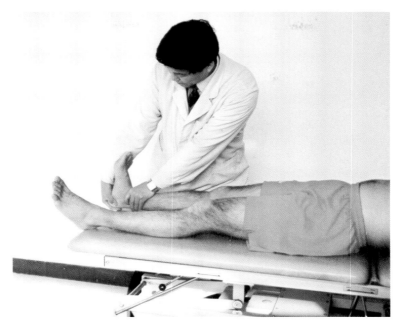

图 3-7　踝关节背伸训练手法

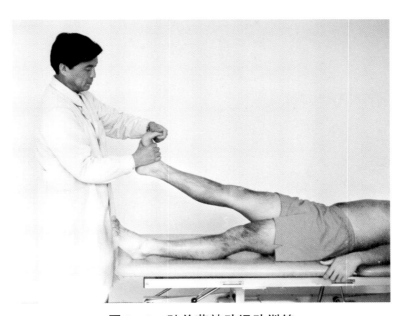

图 3-8　趾关节被动运动训练

## 3.2.3 肩关节被动关节活动度维持训练

目　　的：预防肩关节挛缩、肩周炎、肩手综合征、肩关节半脱位等并发症。

方　　法：（1）弛缓期肩关节的被动活动度要控制在正常活动度的50%。

（2）进行肩关节活动度训练时，要首先充分活动肩胛胸廓关节，一手固定肱骨近端，另一手固定肩胛下角，被动地完成各方向的运动（图3-9）。

（3）进行肩关节屈曲、外展运动时，一手扶肩胛骨，另一手固定上肢，按肩肱关节与肩胛胸廓关节2：1的运动比例配合向前上方运动。在肩关节运动过程中，要将肱骨头向关节窝内按压，预防关节半脱位（图3-10、图3-11）。

（4）进行肩关节内旋、外旋运动时，一手固定肱骨近端，另一手握住腕关节在90度范围内活动（图3-12）。

（5）肩关节是人体活动度最大的关节，也是最不稳定的关节，在偏瘫早期必须予以保护，防止出现半脱位（图3-13）及关节周围软组织损伤。患者在卧床时可穿戴肩吊带，在坐位或立位时加肩充气囊，根据患者体型调节充气量（图3-14）（北京梅若克康复技术研究所设计监制的肩吊带使用方便、有效，是较理想的支具）。

注意事项：（1）避免关节出现疼痛。

（2）禁止关节牵拉手法。

（3）关节活动度不宜过大。

（4）随着肌张力的增高，关节活动度逐渐扩大。

（5）重点训练肩胛胸廓关节的运动。

（6）肩吊带不可过紧，以免影响上肢血液循环。

（7）卧位时不必使用腋下的气囊。

（8）待上肢运动功能恢复后可以解除肩吊带。

（9）对于痉挛较重患者的肩关节内收、内旋，也可以利用腋下充气囊抑制上肢的痉挛模式。

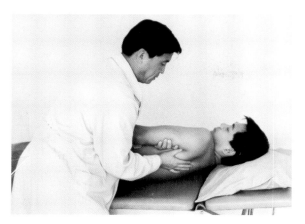

图 3-9　肩胛胸廓关节运动

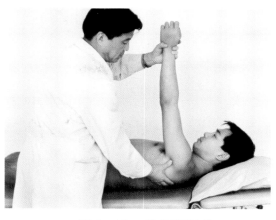

图 3-10　肩关节屈曲

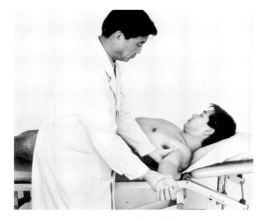

图 3-11　肩关节外展

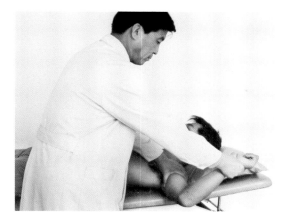

图 3-12　肩关节内旋、外旋

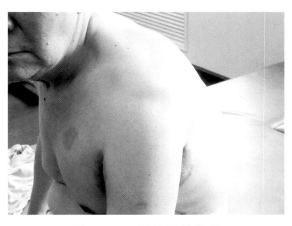

图 3-13　肩关节半脱位

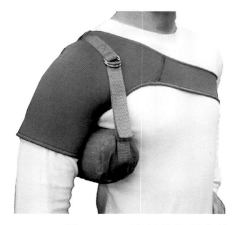

图 3-14　肩吊带使用方法

## 3.2.4 手关节被动关节活动度维持训练

在患者处于急性期时，腕关节失去控制，导致腕下垂，随着痉挛的出现，腕关节又呈掌屈、尺偏的异常模式（图 3-15），以上两种情况均会导致腕背侧血管受压，造成手的肿胀。

目　　的：（1）预防掌指关节伸展位的挛缩。

　　　　　（2）预防腕关节与指间关节屈曲挛缩。

　　　　　（3）预防拇指关节挛缩，促进拇指的运动功能。

　　　　　（4）预防手部血液循环障碍导致的手部肿胀。

方　　法：（1）手部诸关节均要做到全关节活动度的运动。

　　　　　（2）在进行腕关节的背伸运动时，一手固定腕关节，另一手扶手掌部，做全关节活动度的运动。

　　　　　（3）拇指屈曲、伸展，掌侧外展，桡侧外展，对指等，均需要进行充分的运动（图 3-16）。

　　　　　（4）在进行掌指关节被动运动训练时，治疗者一手固定腕关节，另一手协助手指完成最大范围的屈曲与伸展运动（图 3-17）。

　　　　　（5）在手功能恢复到七级（自主完成腕关节背伸）之前，患者均应穿戴腕关节支具（图 3-18）。

注意事项：（1）诸关节运动要充分。

　　　　　（2）预防挛缩的重点是掌指关节伸展位、指间关节屈曲位。

　　　　　（3）在拇指运动时，防止仅运动远端关节，辅助者的手要握住大鱼际肌，保证腕掌关节的运动。

　　　　　（4）患者在夜间睡眠状态下，要解除支具。处于昏迷状态的患者若有必要穿戴支具，要在医生指导并严密观察下使用。

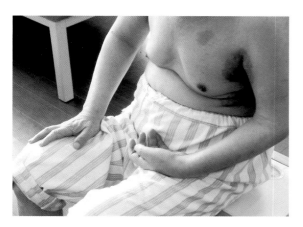

图 3-15　腕关节的异常模式

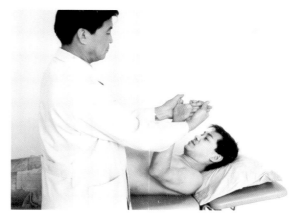

图 3-16　拇指外展被动运动

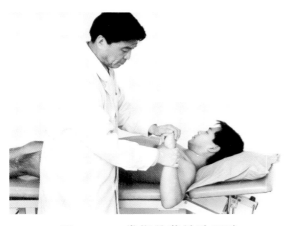

图 3-17　掌指关节被动运动

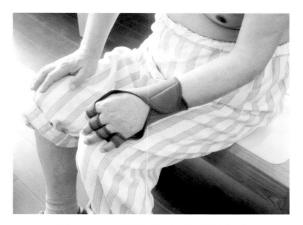

图 3-18　腕关节支具使用方法

# 3.3 体位变化的适应性训练

目　　的：（1）预防体位性低血压。

（2）促进患者日常生活自理。

（3）改变患者的平衡功能。

方　　法：（1）情况良好、症状较轻的患者可以在医生的指导下，尽早进行体位变化的适应性训练。

（2）生命体征稳定、无意识障碍的患者可以从第 2~3 天开始（重症患者按医嘱执行）。

（3）利用起立床或可调整角度的病床，取半卧位，从 45 度角、5 分钟开始。重症患者可以从 30 度角、5 分钟开始（图 3-19）。

（4）每日增加起立床倾斜的角度约 10 度，逐渐延长站立时间约 5~10 分钟，两项交替增长，一般情况可在 10 日内达到 80 度，维持 30 分钟的立位（图 3-20）。

（5）在此基础上增加坐位训练的次数，每日三餐维持 1 小时，尽快达到离床水平。

注意事项：（1）利用坐位训练时防止上半身坐起、躯干屈曲、身体向下方滑动的姿势，这样不仅造成患者臀部的疼痛，不能维持长时间坐位，而且会诱发下肢张力增高。

（2）要保持躯干的伸展位，下肢屈曲位（膝关节下方垫一个枕头）。

（3）训练前后要测患者的脉搏、血压，观察患者的面色有无变化等。

（4）要循序渐进，不可急于求成，防止患者出现头晕、恶心等症状，避免增加心理负担。

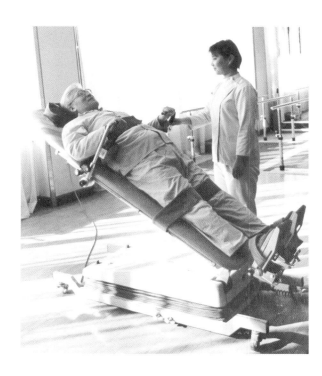

图 3- 19　体位变化的适应性
训练倾斜 45 度

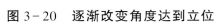

图 3- 20　逐渐改变角度达到立位

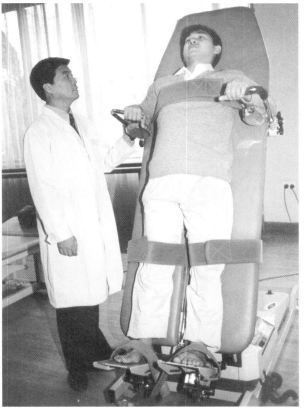

# 3.4 偏瘫患者卧床时经常出现的错误体位

　　偏瘫患者因受肌张力分布异常、肢体控制能力下降等因素的影响，卧床时常出现一些错误姿势。若不及时矫正，将给运动功能的改善带来诸多困难。

　　常见的几种错误姿势如下。

　　（1）半卧位时躯干屈曲，肩关节内收、内旋，肘关节屈曲，前臂旋前；髋关节外展、外旋，膝关节伸展，踝关节跖屈、内翻。半卧位时躯干屈曲，膝关节伸展，会造成下肢伸肌亢进（图3-21）。

　　（2）侧卧位时双侧髋关节、膝关节呈屈曲位，导致关节屈曲位挛缩（图3-22）。

　　（3）急性期患者手中抓握毛巾卷类物品的设计，往往会诱发抓握反射而加重手指的屈肌痉挛。

　　（4）对下肢髋关节内收、内旋痉挛的患者应采用外展、外旋位固定的方法抑制痉挛，预防髋关节挛缩。

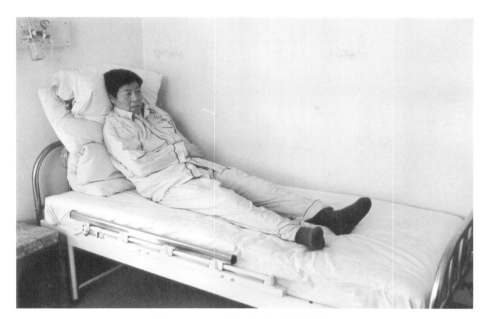

图 3-21　半卧位的错误姿势

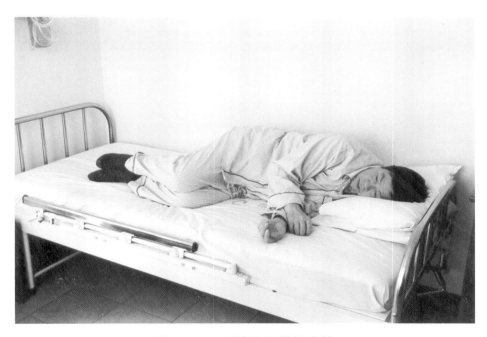

图 3-22　侧卧位的错误姿势

# 3.5 体位变换

## 3.5.1 主动横向移动训练

目　　的：（1）训练患者在床上的移动，预防压疮。

　　　　　（2）提高患者运动功能和训练意识。

　　　　　（3）提高患者床上生活自理能力，减少护理工作量。

　　　　　（4）缓解痉挛。

方　　法：（1）将健侧足插入患侧足下方，健侧下肢上抬，将患肢举起（图 3-23），横向移动（图 3-24）；用肘关节及下肢支撑将臀部抬起，横向移动；肩关节向相同方向移动即可完成（图 3-25）。

　　　　　（2）双下肢屈曲，两足平放在床上，治疗者一手放在患者膝关节上方，边向前牵拉，边向床面按压，另一手扶患者臀部，让患者将臀部抬起，然后向一侧移动，必要时给予帮助。再移动肩部使身体保持垂直。如此反复经 2~3 次，即可完成在床上的横向移动。

注意事项：（1）双侧上肢放松置于身体两侧。

　　　　　（2）治疗者在必要时给予尽量小的帮助。

　　　　　（3）在肩部移动时，注意防止患肩后撤。

　　　　　（4）利用这种方法也可以训练床上的上下移动。

　　　　　（5）在患肢出现随意运动后，去掉健侧足的辅助，以免养成不良习惯。

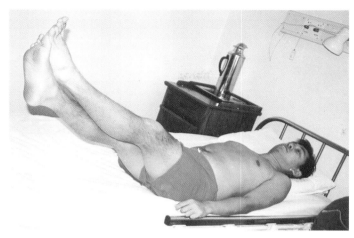

图 3-23　健侧下肢带动
　　　　　患肢上抬

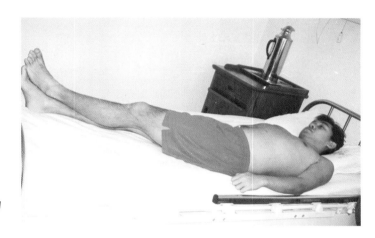

图 3-24　双侧下肢移动

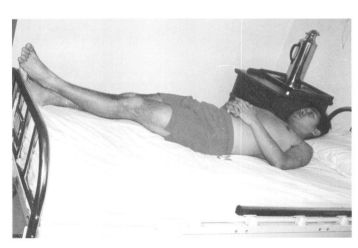

图 3-25　臀部、肩部移动

## 3.5.2 向健侧翻身及返回动作训练

目　　的：（1）床上生活自理。

　　　　　（2）训练躯干旋转，缓解痉挛。

　　　　　（3）加强患侧上肢、下肢的随意运动和控制能力。

方　　法：（1）患者双手交叉，双侧上肢向头的上方上举。

　　　　　（2）双侧上肢肘关节伸展，在头的上方做水平摆动（图3-26）。

　　　　　（3）双上肢向健侧摆动的同时，躯干上部向健侧旋转（图3-27）。

　　　　　（4）治疗者协助患者骨盆旋转（图3-28）。

　　　　　（5）返回仰卧位动作训练，治疗者一手将患侧上肢保持于伸展位，并嘱患者肩向前伸，患侧下肢外展并尽量向支撑面后方转移。治疗者的一只手协助患者的骨盆向后方旋转，增加躯干旋转的角度。在躯干下部旋转首先完成的前提下，逐渐完成躯干上部的旋转（图3-29）。

注意事项：（1）向健侧翻身动作较困难，要做好（1）～（3）的各项准备训练。

　　　　　（2）必要时可以将健侧脚放在患侧脚的下方，协助患肢完成摆动动作（但要防止形成不良习惯）。

　　　　　（3）治疗者的辅助量要适度，并随着动作完成水平的提高而减少。

　　　　　（4）从侧卧位返回仰卧位时，患肩不得出现后撤动作，躯干下部旋转带动上部旋转。

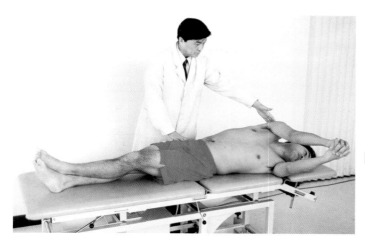

图 3-26　双手交叉水平摆动

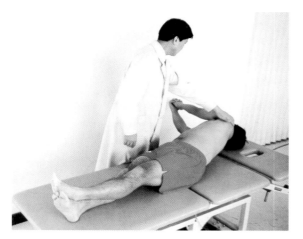

图 3-27　向健侧摆动完成躯干上部旋转

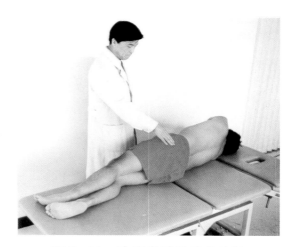

图 3-28　治疗者辅助骨盆旋转

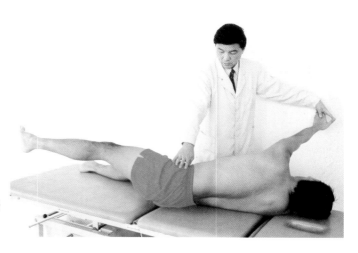

图 3-29　返回仰卧位的训练方法

## 3.5.3 向患侧翻身成俯卧位动作训练

目　　的：（1）改善和提高躯干的控制能力。

（2）使患者正确掌握床上动作。

（3）抑制躯干与四肢的痉挛。

方　　法：（1）治疗者跪在患者患侧，利用手与躯干挟住患侧上肢，从下面保护患肩。

（2）患者抬起健侧上肢、下肢，向患侧移动，完成翻身动作（图3-30）。

（3）从患侧卧位返回仰卧位时，下肢外展离开床面，抬头，将躯干向背侧旋转，同时将伸展的下肢慢慢放到床面。

（4）翻成俯卧位时，治疗者将患者健侧手向前方诱导，同时辅助患手上举，躯干翻转超过侧卧位时颈伸展，髋关节完成伸展运动（图3-31）。

注意事项：（1）健侧下肢抬起时不得蹬踏床面。

（2）患侧上肢呈伸展位，不得出现屈曲的联合反应。

（3）逐渐减少治疗者的辅助量，在动作正确的情况下尽量让患者独立完成。

（4）患侧肩胛胸廓关节功能尚未改善者不可将患肢过度伸展，以免造成肩关节周围软组织损伤。

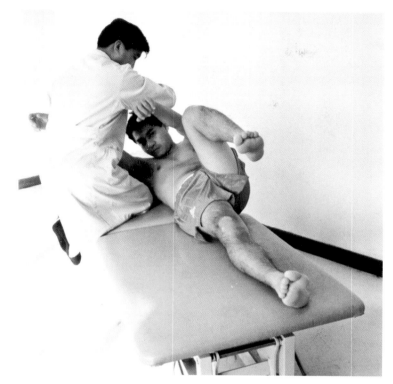

图 3-30　从仰卧位向患侧翻身训练

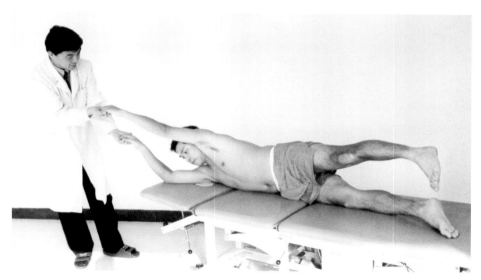

图 3-31　从仰卧位向俯卧位翻身训练

## 3.5.4 从仰卧位到床边坐位的辅助方法

目　　的：(1) 用简便的方法移动患者。

(2) 在早期移动患者时，减少患者用力，控制痉挛。

(3) 教会患者利用最省力的方法完成床上基本动作，抑制痉挛。

方　　法：治疗者立于患者健侧，将健侧足置于患足下方，让患者利用健侧下肢将患肢抬起（图3-32），移至床边（图3-33）。治疗者一手托住患侧肩胛骨，用自己的前臂及大臂固定患者头部，嘱患者抬起头部，肩向对侧髂前上棘前伸，躯干屈曲、旋转（图3-34），健侧肘关节支撑。与此同时，治疗者另一手向床边移动交叉的下肢，以臀部为轴旋转，即可完成坐到床边的动作（图3-35）。

注意事项：(1) 在光面床上移动时，注意防止臀部皮肤损伤。

(2) 治疗者教会患者动作要领，逐渐减少辅助量。

(3) 当患者下肢可以移动时，及时减去健侧下肢的辅助。

(4) 防止患侧肩关节后坠。

(5) 在身体坐起时，患侧下肢不得抬高，不得离开床面。

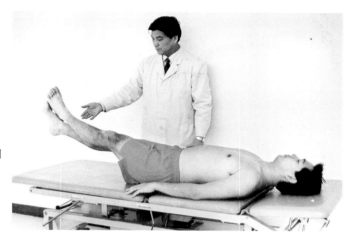

图 3-32　双侧髋关节屈曲

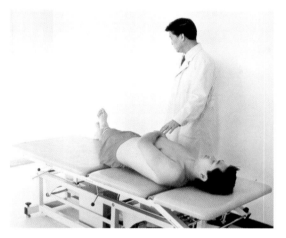

图 3-33　双下肢移至床边

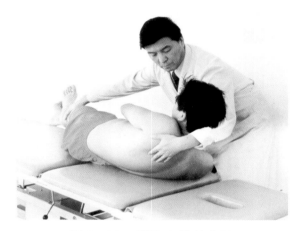

图 3-34　辅助坐起的方法

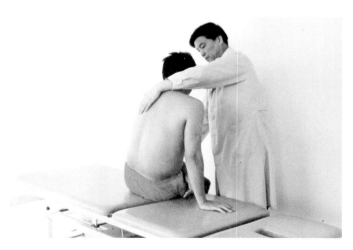

图 3-35　完成端坐位

# 4. 床上训练法

## 4.1 呼吸功能易化训练

### 4.1.1 胸廓被动运动训练

目　　的：（1）矫正脊柱过伸展，肋骨、胸骨及肩胛骨上提的强制吸气位。

（2）诱发肋间呼吸肌及膈肌的正常功能。

（3）训练胸廓对肩胛骨的固定功能。

方　　法：（1）部分患者因躯干肌痉挛导致脊柱过伸展，使躯干被固定在强制吸气位，影响肋间肌及膈肌的运动（图4-1）。治疗者应在手法协助下训练患者胸廓的控制能力。

（2）治疗者站在床头，双手置于患者肋骨下部的前外侧，利用身体前倾、重心前移，将患者肋骨向下、正中方向挤压，将胸廓被动地调整到正常位置，让患者安静呼吸，诱发肋间肌及膈肌出现正常功能（图4-2）。

（3）治疗者一手控制患者膈肌，另一手刺激腹肌收缩，提高腹肌控制能力（图4-3）。

注意事项：（1）正确的体位是改善呼吸功能的基础，要重视胸廓控制能力的训练。

（2）同时训练胸廓的控制与吸气功能，使患者体会到正常的运动感觉。

4. 床上训练法

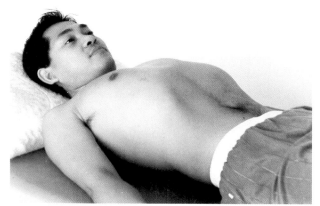

图 4-1 脊柱过伸展躯干被固定在强制吸气位

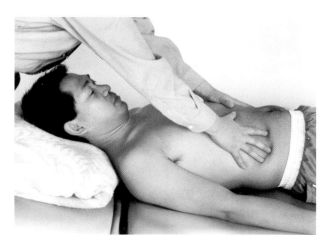

图 4-2 被动调整胸廓的位置

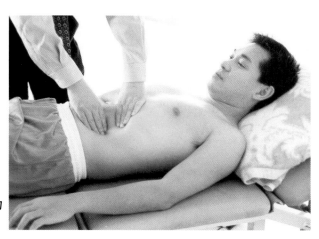

图 4-3 提高腹肌控制能力的方法

## 4.1.2 腹肌控制能力训练

目　　的：（1）提高腹肌的控制能力。

（2）诱发髋关节选择性伸展动作。

方　　法：（1）患者仰卧位，上肢放松，置于身体两侧，髋关节、膝关节屈曲，双足踏在床面上。治疗者指导患者完成下腹部肌肉收缩，骨盆后倾。治疗者一手置于患者健侧臀部向前上方用力，使腰部不出现过伸展，另一手在脐部向下方诱导，使患者理解运动的中心部位（图4-4）。当患者掌握动作要领时，治疗者协助患侧下肢控制，让患者独立完成以下动作：臀部抬起；骨盆保持轻度后倾；臀部离开治疗台；抬起健侧足；停留数秒后再放下，重新踏于床面（图4-5）。如此反复训练，可有效地改善腹肌控制能力，防止下肋部向外扩张，与此同时训练呼吸。

（2）健侧肩关节90度屈曲，肘关节伸展。对腹肌控制能力较差的患者，在健侧足抬起的瞬间，叩击腹外斜肌的隆起部，刺激腹肌收缩（图4-6）。

注意事项：（1）防止出现因髋关节伸展，背部随之伸展、头用力下压、颈部伸展的全身痉挛动作模式。

（2）骨盆保持水平，不得向健侧倾斜。

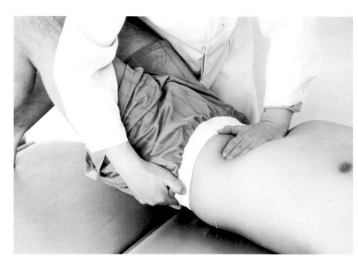

图 4-4　腹肌控制训练手法

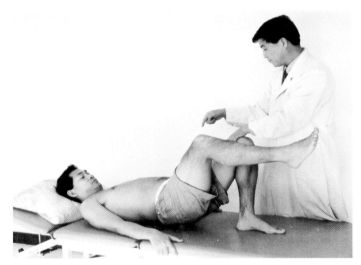

图 4-5　患侧单腿支撑
　　　　训练腹肌

图 4-6　健侧上肢抬起时
　　　　叩击腹外斜肌

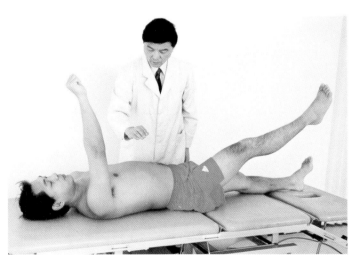

## 4.1.3 膝立位腹肌控制能力训练

目　　的：（1）提高腹肌的控制能力。

　　　　　（2）诱发肩胛骨的外展运动。

方　　法：（1）患者取仰卧膝立位，健侧上肢肩关节与肘关节保持 90 度屈曲，肩向上方伸出，使肘关节向正上方移动，完成肩胛骨外展运动（图 4-7）。

　　　　　（2）患侧与健侧完成相同的动作，反复多次。

　　　　　（3）若患者能较好地完成双侧交替肩胛骨的外展动作，可以加大动作难度，保持在上举位置上，将头部上抬（图 4-8）。

　　　　　（4）健侧肩关节 90 度屈曲，控制下肋部不向外扩张，练习呼吸。在保持正常胸廓状态和呼吸的同时，逐渐将上肢放回原处（图 4-9）。

　　　　　（5）当患者坐位平衡功能恢复后，可以在腹肌训练器上练习腹肌抗阻力运动，以提高控制能力（图 4-10）。

注意事项：（1）在肩胛骨外展时，防止脊柱出现伸展动作。

　　　　　（2）防止胸部肌肉的过度活动和上肢出现联带运动模式。

　　　　　（3）当头部放在枕头上时，应呈放松状态。

　　　　　（4）当在腹肌训练器上练习时，阻力应逐渐增加，训练中密切观察，防止因过度用力导致联合反应出现和痉挛的加重，尤其是高龄患者、合并高血压或冠心病的患者，更应注意阻力大小的调节。本训练的要点是提高腹肌的控制能力，而不是提高肌力。

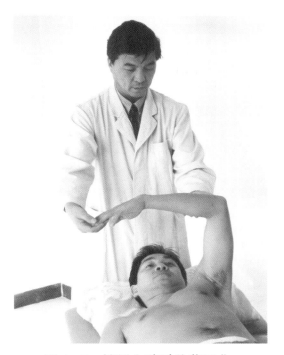

图 4-7 健侧上肢肘关节屈曲、
肩胛骨外展训练

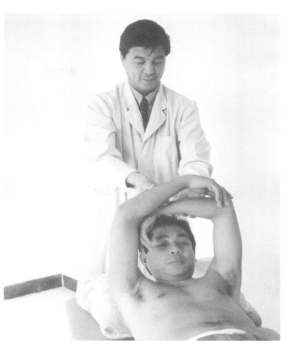

图 4-8 头部抬起，完成双侧肩
胛骨外展训练

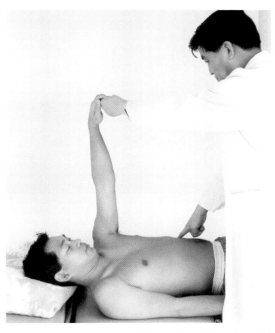

图 4-9 在健侧肩关节 90 度屈曲、肩胛骨
外展状态下练习呼吸

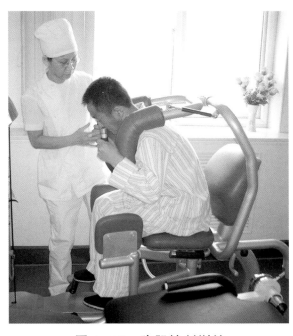

图 4-10 腹肌控制训练

## 4.1.4 下肢内收、外展训练

目　　的：（1）易化腹肌控制功能。

　　　　　（2）诱发下肢分离运动。

　　　　　（3）为立位平衡训练的反向控制打下基础。

　　　　　（4）为提高臀中肌的控制能力，为步态矫正训练创造条件。

方　　法：（1）患者仰卧位，髋关节、膝关节屈曲，下肢交叉，治疗者辅助患者下肢有节律地完成内收、外展运动（图 4-11）。

　　　　　（2）随着患者能力的提高，辅助量要逐渐减少。

　　　　　（3）健侧与患侧下肢交替在上方完成动作。

　　　　　（4）若能让患者在运动时将健侧肩关节屈曲 90 度，掌心向内侧保持不动，可以增加腹肌控制的难度和协助胸廓的固定（图 4-12）。

　　　　　（5）利用髋关节外展肌训练器训练下肢外展的控制能力（图 4-13）。

注意事项：（1）患者的胸廓固定在治疗台上，不得随下肢内收、外展而左右摆动。

　　　　　（2）在利用抗阻力设备时，阻力不可过大，需要根据患者具体情况逐渐增加阻力，主要的训练目的不是提高肌力，而是诱发正确的运动模式和正确的运动感觉，提高控制能力，防止出现联合反应及加重痉挛。

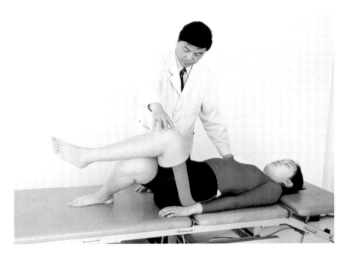

图 4-11　仰卧位下肢交叉完成
　　　　　内收、外展运动

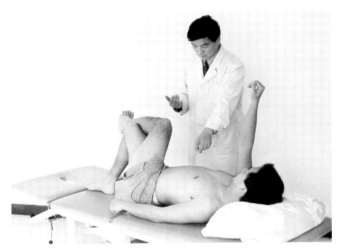

图 4-12　健侧肩关节屈曲 90 度完成
　　　　　下肢内收、外展运动

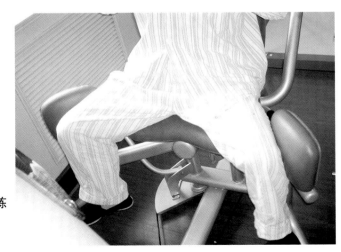

图 4-13　髋关节外展抗阻力训练

## 4.2 搭桥训练

目　　的：（1）训练骨盆的控制能力。

（2）诱发下肢分离运动。

（3）缓解躯干、下肢痉挛。

（4）提高床上生活自理能力。

方　　法：（1）双下肢屈曲，双足平放在床面上。

（2）患者双手交叉，患侧拇指在上方，双侧肩关节屈曲90度，肘关节伸展。

（3）辅助者双手固定患者骨盆，协助完成搭桥动作。

（4）指示患者将臀部抬起，使髋关节尽量伸展，在膝关节屈曲状态下诱发髋关节完成伸展的分离运动（图4-14），破坏联带运动对下肢运动的束缚。

（5）在患者双侧膝关节之间放一本书，让患者夹住，不可落下。促使患肢在屈髋、屈膝的状态下，抑制髋关节外展、外旋的联带运动（图4-15）。

（6）患者仰卧位，患侧下肢在床边，小腿垂直于床沿外，在床边根据患者小腿的长度垫平衡转移训练装置的套凳。治疗者向前牵拉股四头肌，同时下压，使小腿与地面垂直，全脚着凳，髋关节充分伸展，骨盆抬起，停留片刻后恢复原状（图4-16），如此反复进行练习。观察平衡转移训练用套凳体重计读数的变化，指示患者提高负重能力。

注意事项：（1）双足并拢平踏于床面，足跟不得抬起。

（2）双膝关节并拢，防止患侧下肢外展、外旋，避免强化联带运动。

（3）单腿搭桥加大髋关节伸展，减少躯干过伸展。

（4）避免利用颈部用力下压和躯干伸展的力量完成抬臀部的动作。

（5）根据患者的功能水平，治疗者给予适当的帮助，防止联合反应出现。

（6）对有冠心病、高血压等合并症者或高龄患者应慎重使用，即使是一般患者也不宜过度训练。

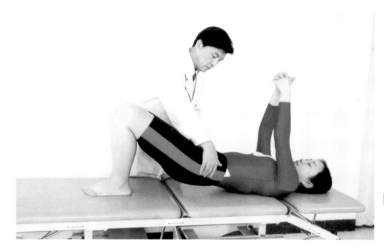

图 4-14　双手交叉，肩关节屈曲
　　　　　90 度完成搭桥运动

图 4-15　双侧膝关节夹书抑制
　　　　　下肢联带运动

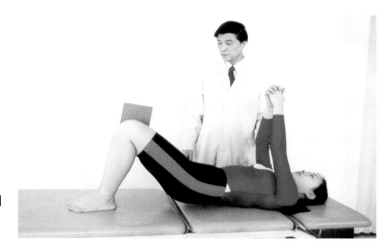

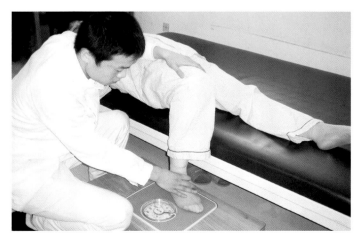

图 4-16　将患侧下肢置于床边练习
　　　　　单腿搭桥

# 4.3 躯干下部的屈曲、旋转训练

目　　的：（1）通过躯干的旋转抑制躯干患侧的肌紧张。

　　　　　（2）诱发腹肌收缩。

　　　　　（3）抑制下肢痉挛。

方　　法：（1）患者仰卧位，双下肢屈曲，双侧髋关节屈曲约 90 度，下肢尽量放松，靠在治疗者的身体上，利用治疗者的身体移动，使患者的腰部旋转（图 4-17）。

　　　　　（2）为使患者躯干下部充分屈曲、旋转，患者的膝关节及小腿靠在治疗者的躯干上，治疗者一手托住患者的骶部，使腰椎下部屈曲，另一手固定胸廓。治疗者的身体向侧方移动，牵拉患者骨盆，迫使腰椎屈曲（图 4-18）。

注意事项：（1）当患者下腰部旋转时，脐以上的部位不得转动。

　　　　　（2）为防止患侧上肢影响运动，可将肘关节屈曲，手放在胸前。

　　　　　（3）当治疗者实施手法没有抵抗感时，可让患者下腹部肌肉收缩，通过辅助主动运动完成躯干旋转。

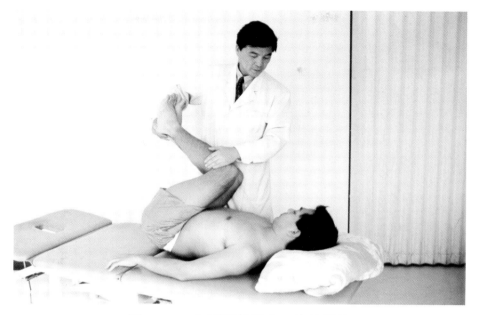

图 4-17　躯干下部屈曲、旋转训练

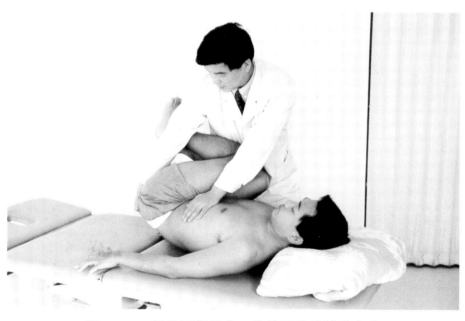

图 4-18　躯干下部屈曲、旋转训练的辅助方法

## 4.4 腰椎屈曲运动训练

目　　的：（1）缓解躯干伸肌痉挛，诱发腰部、下腹部肌肉选择性活动。

　　　　　（2）促进骨盆运动。

　　　　　（3）缓解下肢伸肌痉挛。

方　　法：（1）患者双侧髋关节、膝关节屈曲，双足平放在治疗台上，然后双手抱膝，治疗者协助固定患手。

　　　　　（2）治疗者一手放在患者身后支撑、保护，另一手协助固定患手，防止滑脱，同时前后摇摆患者身体，训练腰部选择性活动（图4-19）。

　　　　　（3）治疗者还可移动患者进行躯干与下肢相反方向的运动，提高躯干侧屈肌的运动功能（图4-20）。

注意事项：（1）姿势要正确，以免加重痉挛。

　　　　　（2）双侧肘关节保持伸展位，抑制患侧上肢屈肌痉挛。

　　　　　（3）逐渐扩大运动的幅度。

　　　　　（4）腰椎保持屈曲位，抑制躯干伸肌痉挛。

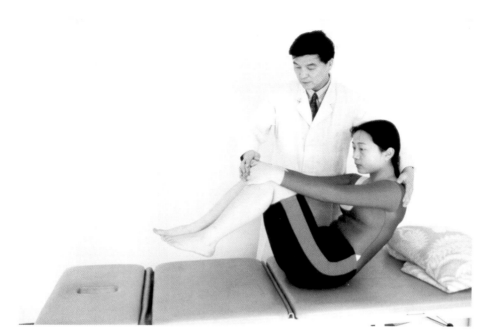

图 4-19　双手抱膝前后摇摆训练

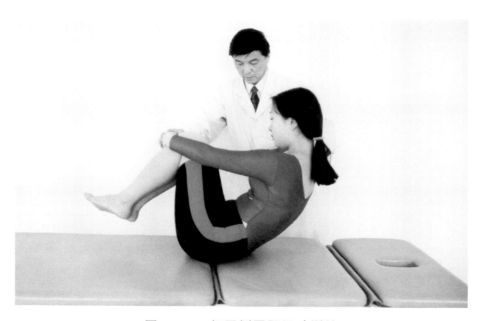

图 4-20　躯干侧屈肌运动训练

# 4.5 躯干旋转控制训练

目　　的：（1）诱发躯干与下肢的选择性运动。

（2）缓解下肢痉挛。

（3）诱发平衡反应。

（4）提高腹肌功能，尤其是腹外斜肌和腹内斜肌的主动控制能力。

（5）提高日常生活动作能力。

方　　法：（1）患者长坐位，躯干边旋转，边向后倒。然后，再向另一侧旋转返回长坐位。

（2）交替向健侧与患侧旋转。

（3）向健侧旋转时，患侧躯干向前方运动同时保持下肢伸展是非常困难的，治疗者可用自己的一侧下肢固定患肢，患者尽量控制下肢的伸展位，反复练习躯干的旋转与后仰，直至呈卧位的动作（图4-21）。

（4）治疗者逐渐减少辅助量，随着患者运动水平的提高，达到仅仅协助控制患足的背伸位，诱导上肢的正确位置，即可使患者能够主动完成躯干旋转的后仰动作（图4-22）。

注意事项：（1）患者保持双侧髋关节外展位。

（2）治疗者的辅助量要掌握在最小的程度，且随着患者完成动作水平的提高逐渐减小辅助。

（3）防止联合反应出现，注意肌张力的变化，不得加重痉挛。

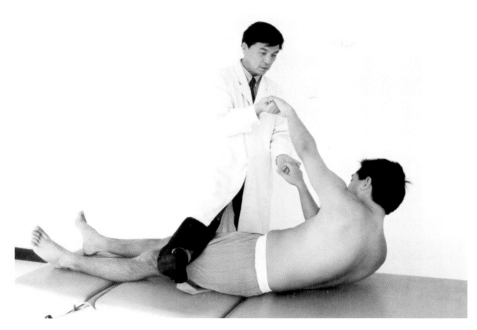

图 4-21　躯干旋转控制训练

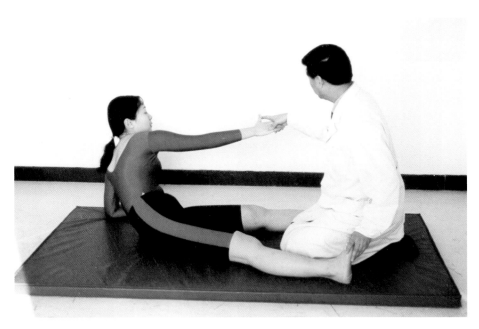

图 4-22　诱导躯干旋转手法

## 4.6 抑制下肢联带运动训练

下肢联带运动是由屈肌联带运动和伸肌联带运动两种异常运动模式组成的，是成套出现、无法选择的病理性运动模式，严重影响下肢正常运动的多种运动模式的组合。因此，下肢联带运动是造成患者步态异常的主要原因之一。

目　　的：（1）抑制下肢联带运动。

（2）提高下肢的控制能力。

方　　法：（1）患者仰卧位，治疗者协助保持踝关节的背伸、外翻位，在不伴有髋关节外展、外旋的状态下完成下肢屈曲（图4-23）。

（2）诱导下肢完成不伴有联带运动的伸展，并可按治疗者的指示在关节任意角度停止运动，主动支撑下肢的重量（图4-24）。

（3）练习髋关节伴有内收、内旋的屈曲运动。

（4）在髋关节屈曲状态下练习膝关节维持各种角度的伸展。

（5）在训练中，为确保运动模式的准确，防止抓握患者时导致异常刺激的输入，或对能较好掌握运动模式的患者施加阻力，或根据患者运动水平变换运动模式及速度，可使用下肢训练辅助板（图4-25）。

注意事项：（1）在下肢屈曲时髋关节不得出现外展、外旋。

（2）在下肢伸展时髋关节不得出现内收、内旋。

（3）若下肢伸展的过程中出现联带运动模式，应及时停止，并稍做屈曲运动，在此位置上反复练习控制，抑制伸肌联带运动的出现。

（4）在训练过程中要注意防止出现联合反应。若出现了联合反应，说明治疗者手法辅助量过小，或训练的内容难度过大，患者完成有困难。手法调整参考"1.2.2 评价在康复治疗中的应用"一节。

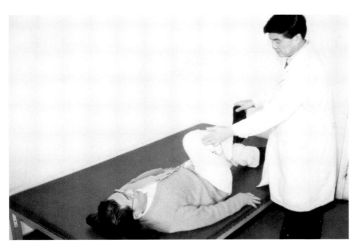

图 4-23　抑制下肢屈肌联带
运动训练

图 4-24　抑制下肢伸肌联带
运动训练

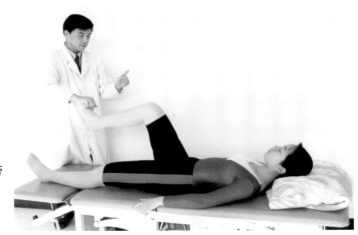

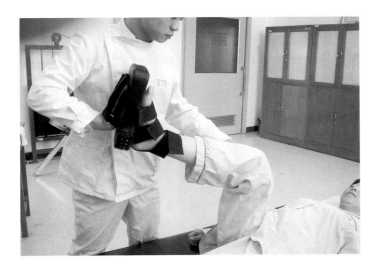

图 4-25　下肢训练辅助板
使用方法

# 4.7 易化下肢分离运动训练

目　　的：（1）抑制患侧下肢联带运动。

（2）易化下肢分离运动。

（3）步行前的准备训练（步行摆动初期的基本训练）。

方　　法：（1）患者仰卧位，患膝屈曲，将小腿在床边下垂，治疗者一手四指
将患者的足趾背伸，拇指在患者足背部向下压，抑制踝关节跖
屈，解除膝屈曲方向的肌紧张，直至被动运动时无抵抗（图
4-26）。

（2）患者用自己的力量将患足抬起放回治疗台，然后维持膝关节屈
曲位，将患足再放到床边下垂，必要时治疗者手离开患足，对
膝关节给予辅助（图4-27）。

注意事项：（1）运动过程始终保持踝关节的背伸。

（2）患足抬上床面的动作是髋关节屈曲、内收、内旋的分离运动。

（3）患足从床面放下是髋关节伸展、膝关节屈曲、踝关节背伸的分
离运动。运动中要保持这种选择性运动模式。

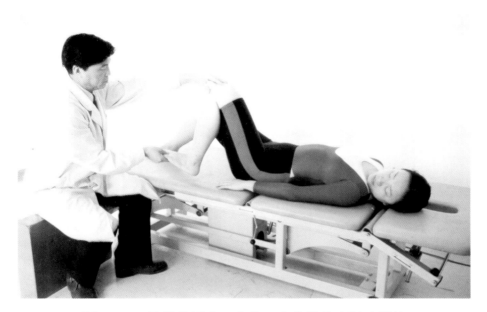

图 4-26　髋关节屈曲、内收、内旋的分离运动训练

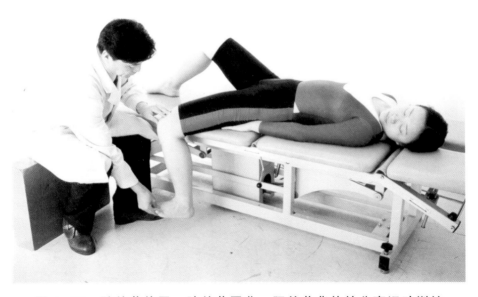

图 4-27　髋关节伸展、膝关节屈曲、踝关节背伸的分离运动训练

# 4.8 患侧下肢控制能力训练

目　　的：（1）提高患侧下肢控制能力。

（2）抑制患肢的联带运动。

（3）步行前准备训练。

（4）提高腹肌控制能力。

方　　法：（1）患者仰卧位，治疗者用四指与拇指相对固定患者足趾，使患足在不出现内翻的状态下保持背伸位，足趾充分伸展，必要时可用另一手托住患肢膝关节下方，协助患者将患肢控制在屈曲位，然后利用下肢的重量和患肢的控制能力，慢慢地将足踏在床面上（图4-28）。

（2）治疗者双手用手法固定健侧足趾，患者双侧下肢随着治疗者的诱导，交替地完成全关节活动度的屈伸活动（图4-29）。

注意事项：（1）患肢屈曲抬起和放回床面的运动不得出现髋关节的外旋或内旋。

（2）骨盆与治疗台保持平行。

（3）训练腹肌控制能力，防止腰椎过度前屈。

（4）卧位运动自如后，改为立位训练。

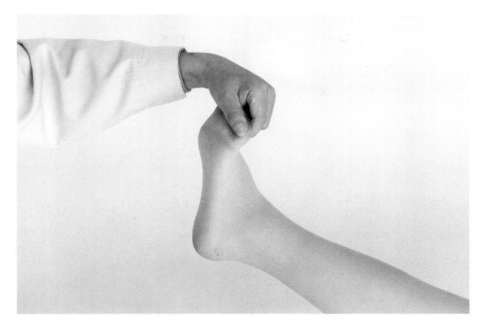

图 4-28　诱发踝关节背伸、外翻手法

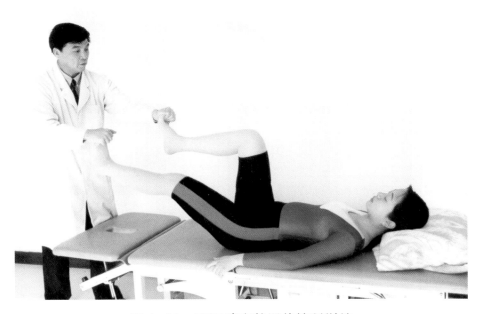

图 4-29　双下肢交替屈伸控制训练

# 4.9 下肢选择性运动训练

目　　的：（1）破坏全身联带运动，诱发多种运动组合的选择性运动。

（2）训练患者动作的柔韧性。

（3）提高全身综合运动能力。

方　　法：（1）患者仰卧位，双上肢置于身体两侧，掌心朝向床面，患侧下肢放松置于球体上，健侧下肢膝关节伸展，髋关节屈曲90度以上，做内收、外展动作，患侧下肢控制球体尽量保持不动（图4-30）。

（2）方法同上，当健侧下肢做内收、外展运动时，患侧下肢使球体向相反方向左右滚动。

（3）方法同上，上肢双手握体操棒保持水平。

（4）当双下肢分别做内收、外展运动时，双上肢肘关节伸展，肩关节屈曲保持平衡（图4-31）。

（5）当患者下肢达到Brunnstrom肢体功能恢复第Ⅳ阶段以上时，改为健侧下肢固定球体，患侧下肢完成内收、外展动作。

（6）对于患肢分离运动较充分的患者，可以利用脚靶练习动作的协调性和速度（图4-32），不断变化靶的位置，并令患肢接触或踢靶。

（7）坐位平衡反应正常的患者也可以利用功率车进行训练（图4-33）。

注意事项：（1）以上训练难度较大，治疗者根据情况给予协助，然后逐渐减少辅助量。

（2）相同的动作，健侧与患侧交替进行。

（3）尽量提高训练的趣味性，避免过度疲劳。

（4）在利用功率车训练时，要慎重制订运动处方，防止不恰当的抗阻力训练导致痉挛的加重。

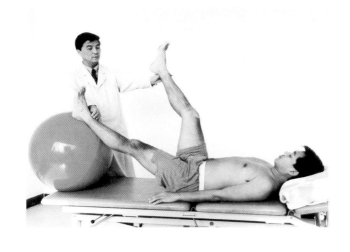

图 4-30　双下肢控制训练

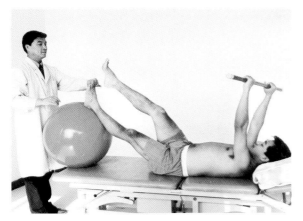

图 4-31　诱发多种运动组合
　　　　的选择性运动

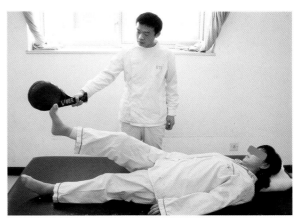

图 4-32　脚靶训练

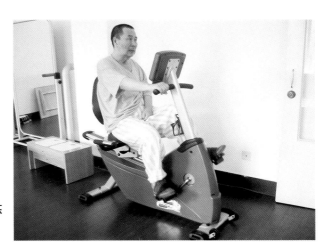

图 4-33　功率车训练

# 4.10 缓解躯干痉挛、提高稳定性的训练

目　　的：（1）提高肢体稳定性。

（2）改善因疼痛造成的运动障碍。

（3）缓解痉挛。

方　　法：（1）在不产生疼痛的范围内开始练习活动。

（2）对拮抗肌群做等长性收缩。

（3）做主动肌的持续等长性收缩。

（4）反复训练患者的耐力。

（5）充分放松。

（6）手法举例。

A. 患者仰卧位，双膝关节并拢屈曲 90 度以上。双手交叉枕于头下，维持双肩关节外旋、前臂旋后的抗痉挛体位。治疗者双手置于患侧膝关节两侧，沿股骨纵轴方向，向髋关节及相反的方向交替分别加力，患者在与之对抗的同时，双足向床面用力，可以有效地缓解躯干下部肌群的痉挛（图 4-34）。

B. 患者侧卧位，双下肢轻度屈曲，患者利用腹肌的力量使肩胛带向前方，利用腰背肌的力量使骨盆向后，与治疗者做抵抗运动，可以缓解躯干肌的痉挛（图 4-35）。

注意事项：（1）治疗者的阻力要逐渐增加，在维持数秒抗阻力运动后，治疗者逐渐减弱抵抗外力。

（2）在运动过程中不得过度用力，以免诱发联合反应。

（3）训练的实质是体会运动的感觉，提高对运动的控制能力，而不是肌力。

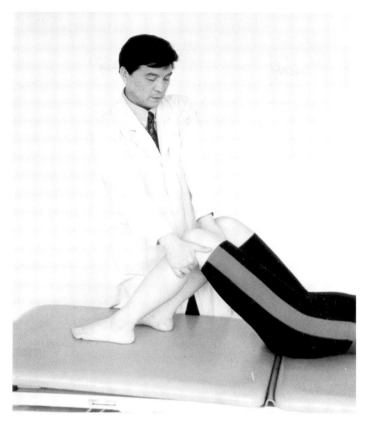

图 4-34　缓解下腰部痉挛训练

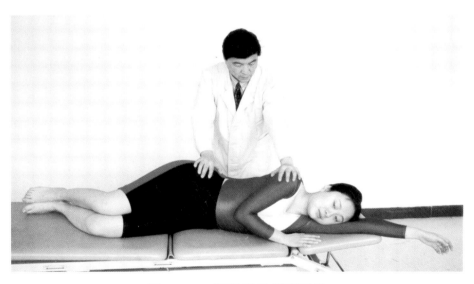

图 4-35　缓解躯干痉挛训练

## 4.11 下肢痉挛的抑制训练

目　　的：抑制下肢伸肌痉挛。

方　　法：（1）患者侧卧位，全身放松。治疗者立于患者背后，一手置于患者
肩关节，一手置于患者骨盆。治疗者在肩关节处的手向患者身
体的后下方用力，骨盆侧手同时向前上方用力，利用双手相反
方向的扭力，使患者的躯干旋转（图4-36），下肢随着骨盆的
运动放松摆动。然后，再做肩向前下方、骨盆向后上方的侧扳
训练（图4-37）。

　　　　　（2）患者仰卧位，双上肢在治疗床上自由摆放，全身放松。治疗者
双手握患者踝关节上方，将下肢抬起离开床面，在向下牵引的
同时，做左右摆动训练（图4-38）。

注意事项：（1）训练手法要缓慢，有节奏，用力平稳，逐渐加力，手法结束时
逐渐减力。

　　　　　（2）该训练能有效地缓解下肢痉挛，患者可在康复的各阶段坚持
训练。

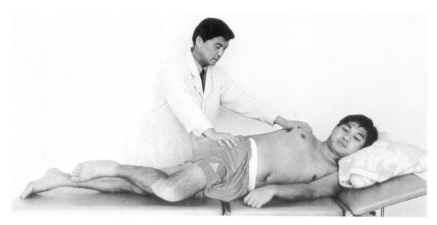

图 4-36    肩向后方的侧扳训练

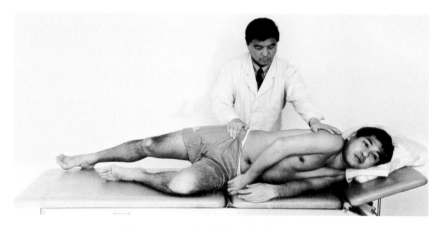

图 4-37    肩向前方的侧扳训练

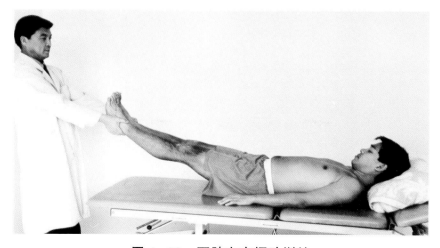

图 4-38    下肢左右摆动训练

# 4.12 水中运动抑制痉挛训练

目　　的：（1）利用喷射水的作用，增加皮肤的血流量，改善微循环。

（2）促使肌肉放松和产生镇静效果，缓解痉挛。

（3）在物理因素使痉挛得到缓解的基础上，诱发随意运动，使患者体会正常的运动感觉。

方　　法：（1）槽内水温调至 39～42℃（中等温度），利用升降机将患者放入槽内，5 分钟后出现温热效果，利用被动运动手法缓解痉挛。如治疗者一手固定患侧踝关节上方，一手牵拉足跟，同时利用前臂抵压患足外侧使踝关节背伸，缓解跖屈、内翻痉挛（图 4-39）。

（2）在痉挛得到缓解后，做辅助主动运动，治疗者逐渐减少辅助量，诱发患者主动运动（运动模式要保证正确无误）。治疗者用手法缓解上肢痉挛后，辅助患者完成肘关节屈伸运动（图 4-40）。

（3）因水中运动消耗能量较多，原则上以治疗者手法为主，结合适量的随意运动，使患者体会正常的运动感觉。治疗者在控制下肢屈肌联带运动的条件下，让患者完成下肢屈伸运动，体会正常的运动感觉（图 4-41）。

注意事项：（1）时间不宜过长，一般以 20 分钟为宜。

（2）入水后首先经过 5 分钟中等温度（39～42℃）水浴，出现温热效果后，再进行运动疗法。

（3）在治疗中要注意观察患者的面色、脉搏、呼吸等。

（4）因设备昂贵，训练条件要求高，治疗前后有一系列的烦琐工作，耗资、耗时、耗人力，一般医院不开展此项治疗。

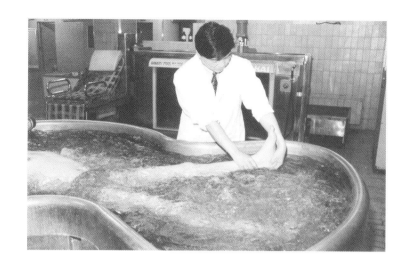

图 4-39　缓解痉挛手法

图 4-40　水中辅助主动运动

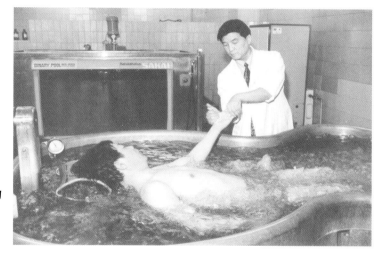

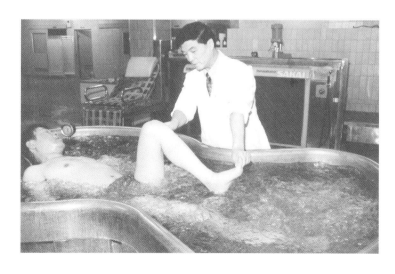

图 4-41　控制痉挛，体会
　　　　　正常运动感觉

# 4.13 改善关节活动度的手法

目　　的：改善因痉挛导致的关节活动受限。

方　　法：（1）按设计的动作模式，完成抗阻力运动。在关节活动受限的位置，做等长性收缩。

（2）结束动作，在被改善的活动范围内做主动运动。

（3）手法举例。

A. 患者仰卧位，在保持膝关节伸展的姿势下，完成髋关节伸展-内收-外旋的动作。在对臀大肌、股二头肌、小腿三头肌、跖趾关节和足趾屈肌群施以伸张刺激的同时，进行等长性收缩（图 4-42）。

B. 患者仰卧位，在保持肘关节伸展的姿势下，完成肩关节的伸展-内收-内旋动作，在对胸大肌、手指屈肌群施以伸张刺激并产生效果的基础上，治疗者在手和腕关节处对抗患者的运动，完成肩关节外旋的等长性收缩（图 4-43）。

注意事项：（1）在做等长性收缩时，治疗者的抵抗力要逐渐加大，直至最大抵抗，然后缓慢减小到放松状态。

（2）适用于肢体姿势的稳定性好又可以完成主动运动的患者。

（3）因手法导致痉挛加重的患者不宜使用。

（4）对伴有副运动障碍者，应在手法改善关节囊内副运动的生理功能状态下进行训练。

（5）对于骨关节疾患引起的关节活动受限者，应在明确诊断的前提下，选择关节松动术等手法予以治疗。

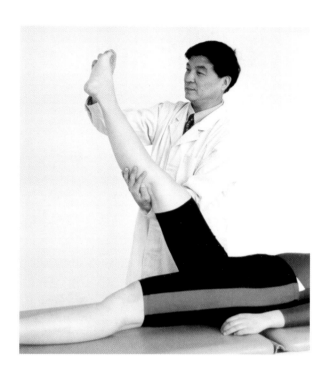

图 4-42 患侧髋关节伸展
受限的治疗手法

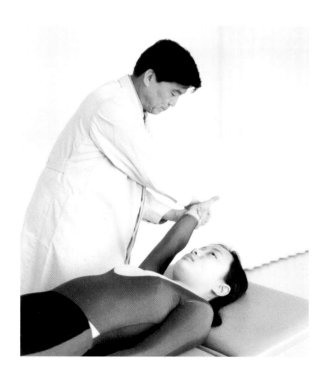

图 4-43 患侧肩关节外旋
受限的治疗手法

# 4.14 肌短缩域状态的等长收缩训练

目　　的：（1）提高正常姿势的控制能力。

　　　　　（2）改善动作的柔韧性。

方　　法：（1）患者仰卧位，双手交叉置于头下，呈抗痉挛体位，健侧下肢屈曲，全脚掌置于床面，向下用力，患侧下肢做屈曲-内收-外旋动作，治疗者一手握患者患足，另一手置于患者膝关节上方与之对抗。为了应用时间易化现象，可在肌肉最短缩域延长等长收缩的时间。为了进一步应用空间易化现象，健侧足用力下踏（图4-44）。

　　　　　（2）患者坐位，患侧上肢肘关节伸展，腕关节背伸，手指伸展，支撑于床面；患侧下肢膝关节屈曲大于90度，在膝关节屈曲状态下，做伸展-外展-内旋动作的等长收缩。治疗者一手在患者腘窝外侧加压刺激股二头肌，同时向内收方向加压，另一手握住踝关节上方施加使膝关节屈曲的抵抗力（图4-45）。

注意事项：（1）以上训练均为等长收缩，以提高正常姿势的控制力，在训练中，上肢一定要维持抗痉挛体位，防止痉挛加重。

　　　　　（2）治疗者施加抵抗力量的方向与易化患者功能的方向相反。

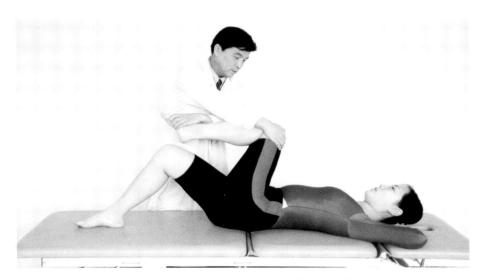

图 4-44 仰卧位患肢摆动相的准备训练

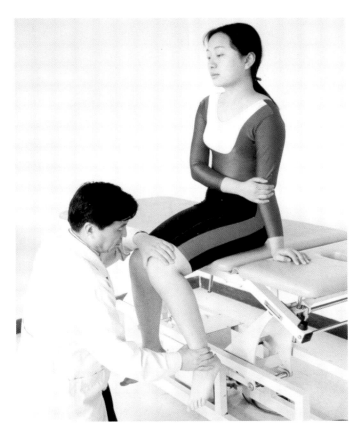

图 4-45 等长收缩易化踝关节背伸训练

# 4.15 下肢分离运动易化训练

目　　的：（1）学习掌握下肢的正常运动模式。

　　　　　（2）提高动作的柔韧性和协调性。

方　　法：（1）患者仰卧位，两手交叉呈抗痉挛体位，一侧下肢呈膝立位，使骨盆后倾，另一侧下肢膝关节伸展、髋关节屈曲。治疗者一手置于患者膝关节上方，给予沿股骨纵轴向远端的牵引和向下的抵抗外力；另一手做沿跖骨纵轴方向向远端的牵引和向下方的抵抗。患者完成膝关节伸展状态下的髋关节屈曲-外展-内旋动作（图4-46）。

　　　　　（2）患者俯卧位，髋关节充分伸展，完成膝关节屈曲动作。根据患者掌握的程度，让其维持在不同的角度，首先练习姿势控制，逐渐过渡到膝关节屈伸运动（图4-47）。

注意事项：（1）不得在肢体远端部位使用过度的旋转抵抗运动，而是要做具有一定柔韧性的协调运动。

　　　　　（2）俯卧位的训练要保持髋关节的充分伸展，在膝关节运动时，臀部不得出现代偿动作（臀部不得上抬）。

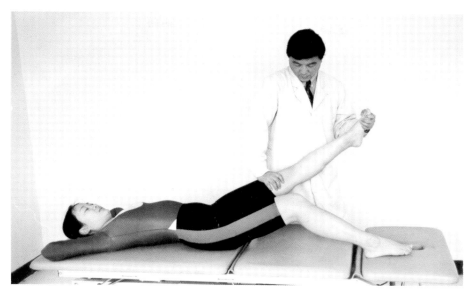

图 4-46　仰卧位下肢屈曲-外展-内旋易化训练

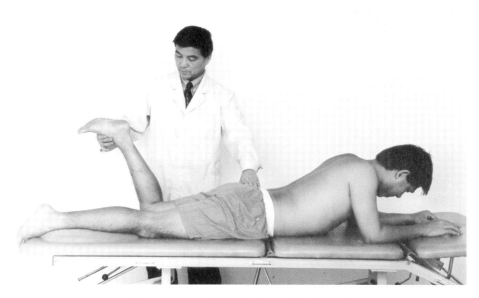

图 4-47　髋关节伸展，膝关节屈曲

## 4.16 下肢夹球训练

目　　的：（1）诱发下肢屈肌运动功能，抑制屈肌联带运动。

（2）训练躯干肌选择性运动。

（3）改善腹肌的控制能力。

方　　法：（1）患者仰卧位，双侧下肢放在球体的最高点上（图4-48），利用髋关节和膝关节的屈曲，让球向大腿近端滚动（图4-49），然后用足跟和臀部的力量将球夹起离开床面，再将臀部抬起，脊柱与床面平行（图4-50）。

（2）以上动作较好地完成后，身体向一侧旋转，背部与床面仍保持平行，两侧交替进行。

注意事项：（1）上肢保持自然伸展。

（2）双侧膝关节分开，并保持相同高度。

（3）在向侧上方旋转时，躯干上部尽量保持原姿势。

（4）在患侧髋关节、膝关节屈曲的同时，保持髋关节内收、内旋，抑制屈肌联带运动。

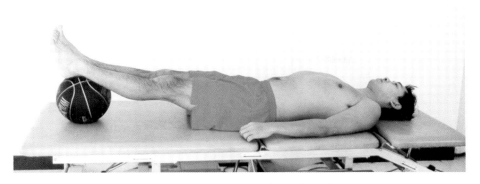

图 4-48 膝关节屈曲分离运动诱发训练

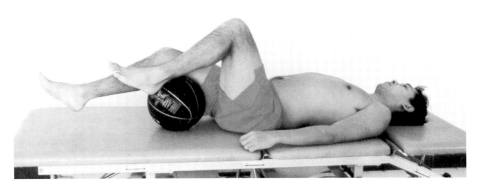

图 4-49 双侧下肢协调运动训练

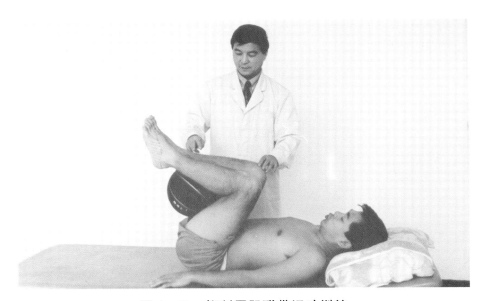

图 4-50 抑制屈肌联带运动训练

# 4.17 踝关节背伸训练

## 4.17.1 抑制联带运动诱发踝关节背伸训练

目　　的：（1）抑制伸肌联带运动对踝关节运动的影响。

（2）抑制下肢屈肌联带运动，诱发踝关节的分离运动。

（3）做步行前准备训练。

方　　法：（1）患者仰卧位，下肢伸展，治疗者用手控制患足，防止出现跖屈、内翻。嘱患者进行膝关节伸肌等长收缩，双侧交替练习，体会踝关节控制方法（图4-51）。

（2）患者坐位，双手置于膝关节上方，维持膝关节伸展。治疗者用大腿抵住患足，防止出现跖屈，随着分离运动能力的改善，不断调整髋关节屈曲角度，加大分离运动的难度（图4-52）。

（3）患者仰卧位，患足全脚掌置于床面，髋关节外旋，踝关节呈外翻位。踝关节周围肌紧张得到缓解。

（4）治疗者一手利用虎口从患者踝关节背侧向下按压，另一手握患者足趾使之伸展，同时完成踝关节的背伸动作。当治疗者感觉被动背伸没有抵抗时，以口头指示患者主动做踝背伸运动（图4-53）。

（5）在利用电动踝关节背伸训练器时，可根据踝关节跖屈内翻的程度设计背伸角度及运动速度，循序渐进地进行训练（图4-54）。

注意事项：（1）治疗者仔细体会患者踝关节跖屈、内翻的程度，并随时指导患者控制的方法。当患者能较好地完成动作时，要予以鼓励。

（2）当患者在仰卧位可以完成训练时，改为坐位或立位。踝关节获得背伸能力就意味着可以去除矫形器步行。

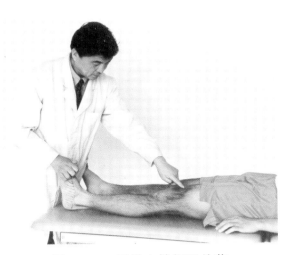

图 4-51 诱发支撑相踝关节
背伸训练

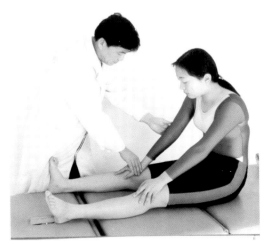

图 4-52 抑制屈肌联带运动
诱发踝关节背伸

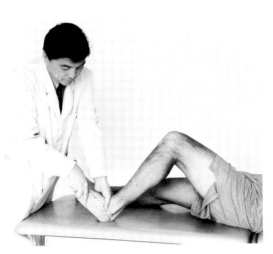

图 4-53 诱发踝关节背伸运动手法

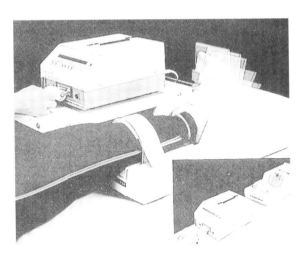

图 4-54 踝关节背伸训练器的使用

## 4.17.2 下肢屈曲诱发踝关节背伸训练

目　　的：（1）利用屈肌联带运动诱发踝关节主动背伸，让患者体会运动的感觉。

（2）利用下肢髋关节、膝关节逐渐伸展诱发踝关节的分离运动。

方　　法：（1）患者仰卧位，患侧下肢屈曲，治疗者一手置于患者膝关节上方予以抵抗，使其进行等长收缩，与此同时，嘱患者踝关节做背伸运动（图4-55）。

（2）患者仰卧位，全身放松，双侧上肢置于身体两侧。治疗者先将患者患侧下肢髋关节、膝关节最大限度地屈曲，嘱患者完成踝关节背伸运动（图4-56）。

（3）当在下肢屈曲状态下踝关节可以较好地完成背伸运动后，嘱患者尝试将髋关节、膝关节逐渐伸展，再做踝关节背伸运动，直至在下肢完全伸展的状态下，踝关节可以完成背伸10度以上（图4-57）。

注意事项：（1）若患肢在最大限度的屈曲位置，踝关节仍不能完成背伸动作，治疗者予以最小限度的辅助，并逐渐减小辅助量，诱发主动运动。

（2）要慎重使用前两项训练利用屈肌联带运动诱发踝关节背伸，当踝关节出现背伸运动后，要尽快过渡到伸展位踝背伸的分离运动水平。

（3）髋关节屈曲时，防止出现外展、外旋。

（4）防止上肢出现联合反应。

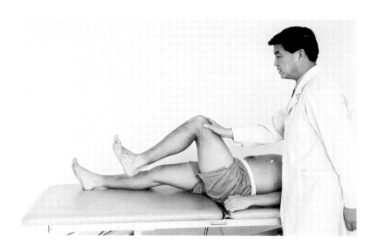

图 4 - 55　髋关节屈曲抵抗运动
诱发踝关节背伸训练

图 4 - 56　在髋关节、膝关节屈曲状态
下训练踝关节背伸运动

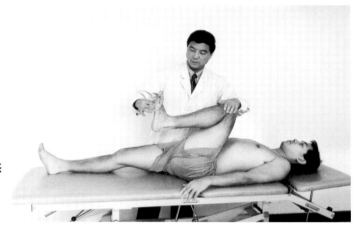

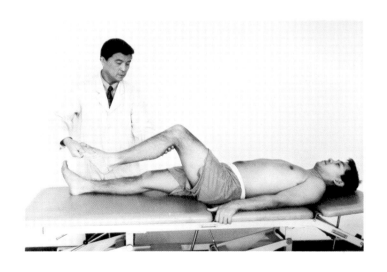

图 4 - 57　下肢伸展、踝关节
背伸运动训练

## 4.17.3 刺激足背诱发踝关节背伸训练

目　　的：同 4.17.2。

方　　法：（1）将拇指的跖趾关节、第二跖趾关节、外踝、足跟各点连线，将足外侧区设定为刺激区。

（2）在刺激区内，使用冰块刺激可诱发患侧上下肢的屈曲运动（图 4-58）。

（3）在刺激区内用毛刷刺激，大约 30 秒可出现足背伸反应（图 4-59）。

（4）在刺激区内，治疗者用指尖进行快速的叩击，可以诱发踝关节的背伸与外翻（图 4-60）。

注意事项：（1）要根据患者的情况选用刺激方法，原则是诱发患者的随意运动，效果不明显者不宜长期使用。

（2）刺激量要尽可能小，以可诱发出背伸动作而不出现痉挛和联合反应为度。

（3）可以首先选用以上方法的（2）、（3）两项，刺激量要适度。

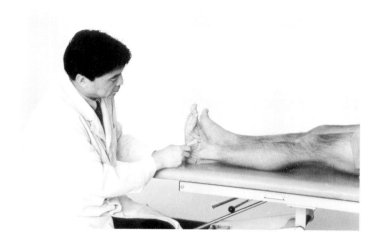

图 4-58　　冰块刺激法

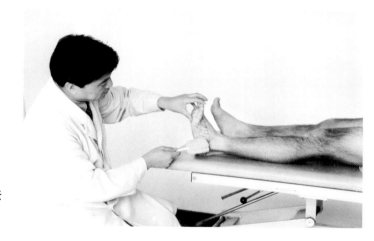

图 4-59　　毛刷刺激法

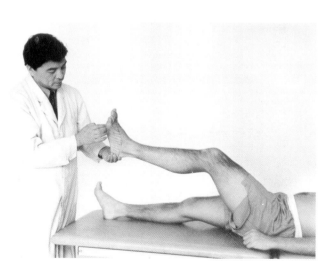

图 4-60　　叩击刺激法

## 4.17.4 刺激足跟诱发踝关节背伸训练

目　　的：（1）对于下肢处于弛缓阶段的患者，提高下肢肌张力。

（2）刺激踝关节，诱发背伸运动。

（3）改善下肢的感觉障碍。

（4）可易化踝关节、膝关节屈曲状态下髋关节伸展的选择性动作。

方　　法：（1）治疗者一手握持患足足趾，保持踝关节充分的背伸位，将患肢抬起，然后使足跟叩击治疗台，发出咚咚声（图4-61）。

（2）在患者足跟叩击治疗台效果不明显时，治疗者一手维持足趾的背伸，另一手拇指外展，利用虎口处用力下压患者踝关节，使其足跟与治疗台紧紧接触，然后向后方滑动，可以改善下肢的感觉异常，诱发踝关节背伸运动（图4-62）。

注意事项：（1）踝关节要充分背伸位。

（2）在叩击足跟时，前脚掌及足趾不得着地。

（3）患者主动用力，治疗者协助完成。

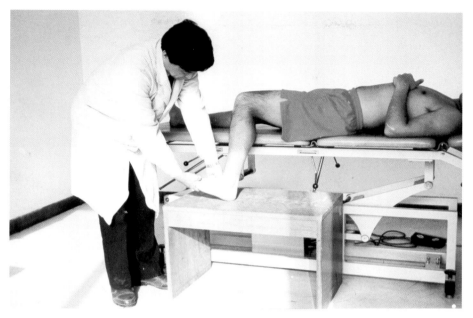

图 4-61 叩击足跟刺激踝关节背伸

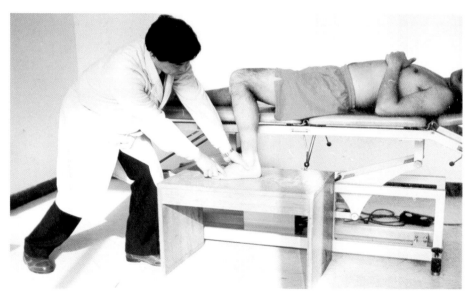

图 4-62 刺激踝关节背伸的运动手法

# 5. 坐位训练法

## 5.1 坐位姿势的矫正

目　　的：（1）纠正异常坐位姿势（图 5-1）。

（2）预防及缓解痉挛。

方　　法：（1）髋关节尽量保持接近 90 度的屈曲位。

（2）为保持躯干伸展，将背部用枕头垫好（图 5-2）。

（3）双侧上肢伸展位放在床前桌上（图 5-2）。

（4）在乘坐轮椅时，在轮椅的靠背处垫一块木板，促使患者躯干保持伸展（图 5-3）。

（5）患者臀部要尽量坐在轮椅坐垫的后方，防止身体下滑，造成下肢伸肌张力增高。

注意事项：（1）治疗者要注意矫正患者头与躯干的姿势。

（2）尽量早让患者从床上坐位过渡到轮椅坐位。

（3）利用轮椅离开病房变换环境，同时教会患者自己操作轮椅。

（4）轮椅的靠背不要过高，以免造成躯干的屈曲。

（5）坐位异常姿势会强化对称性紧张性颈反射，使上肢屈肌、下肢伸肌张力增高。

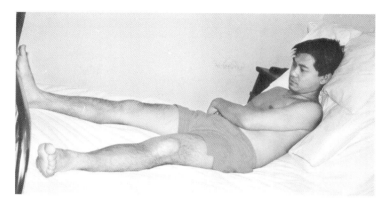

图 5-1　床上坐位的异常姿势

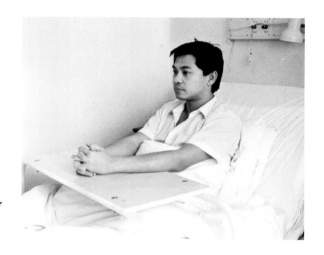

图 5-2　床上坐位的正确姿势

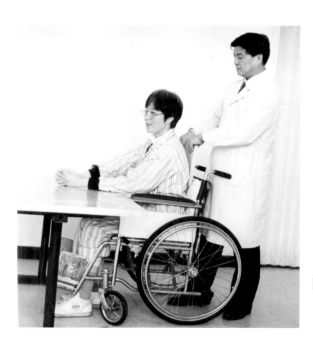

图 5-3　椅坐位（端坐位）的正确姿势

## 5.2 坐位姿势矫正的辅助方法

目　　的：（1）调整姿势，缓解痉挛（图5-4）。

　　　　　（2）患者参与姿势的变化，提高主动训练意识。

　　　　　（3）从坐位到立位的准备性训练。

方　　法：（1）患者双手交叉，身体尽量前倾。

　　　　　（2）治疗者双下肢屈曲，用自己的膝关节抵住患者的双膝，防止患者跌倒（图5-5）。

　　　　　（3）治疗者双手扶住患者股骨大转子处，利用身体向后倾的力量，使患者臀部离开坐垫。

　　　　　（4）治疗者用膝关节抵住患者双膝，向后方推顶，使患者臀部移至坐垫最深处（图5-6）。

注意事项：（1）治疗者用膝关节抵住患者双膝，以防跌倒。

　　　　　（2）治疗者利用身体后倾的力量将患者扶起，以免造成腰痛。

　　　　　（3）在教给患者向前倾时，嘱患者双足放平，支撑体重，防止出现代偿动作。

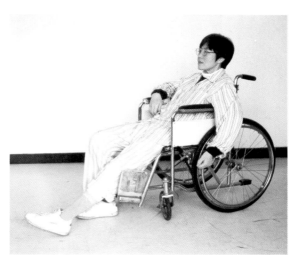

图 5-4 乘坐轮椅的错误姿势

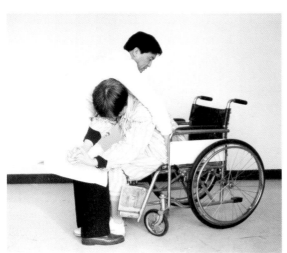

图 5-5 调整坐位姿势方法之一

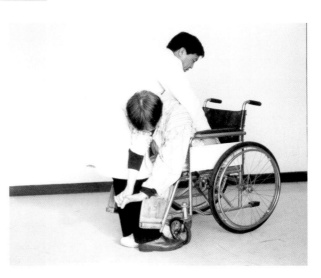

图 5-6 调整坐位姿势方法之二

# 5.3 长坐位膝关节分离运动诱发训练

目　　的：促进膝关节选择性伸展，为步行做准备。

方　　法：（1）患者长坐位，双手轻轻放在膝关节上。这种体位本身即是膝关节选择性伸展动作，在此基础上，治疗者用自己的身体控制踝关节于背伸位，让患者双上肢伸展，手在腿上前后滑动，使躯干前后运动，从而完成髋关节伸展运动（图5-7）及髋关节屈曲运动（图5-8）。

　　　　　（2）患者长坐位，于踝关节背伸及膝关节伸展状态下，训练躯干左右旋转，强化膝关节分离运动（图5-9）。

注意事项：（1）双侧上肢及下肢的膝关节始终保持伸展位。

　　　　　（2）踝关节保持最大限度的背伸位。

　　　　　（3）无法完成此动作是需要穿戴短下肢矫形器步行的条件。患者即使已穿戴矫形器，当再次获得这种运动功能时，亦可去除矫形器步行。

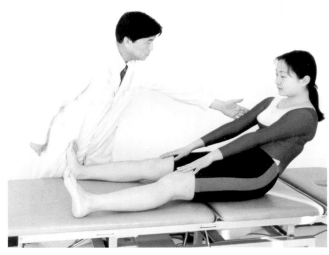

图 5-7 踝关节背伸、膝关节伸展
　　　　　做髋关节伸展训练

图 5-8 踝关节背伸、膝关节伸展
　　　　　做髋关节屈曲训练

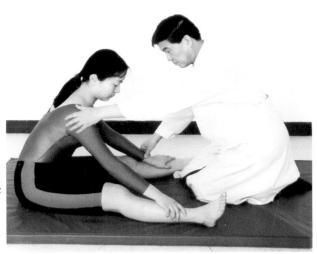

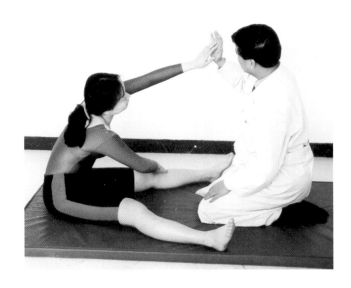

图 5-9 患者长坐位躯干左右
　　　　　旋转训练

131

# 5.4 坐位骨盆分离运动训练

## 5.4.1 躯干控制法

目　　的：（1）矫正患者髋关节伸展、脊柱代偿性屈曲的异常坐位姿势。

　　　　　（2）缓解下肢伸肌痉挛，为训练从坐位到立位打好基础。

　　　　　（3）缓解髋关节、膝关节周围肌肉的痉挛。

方　　法：（1）治疗者位于患者前面，一手扶患者腰椎（骨盆上方），协助其伸展腰部。另一手放在患者胸前，协助患者保持躯干的稳定（图5-10）。对于伴有患肩后撤的患者，治疗者可以将胸前的辅助手改放在患肩上，协助控制躯干姿势。

　　　　　（2）治疗者将扶腰椎的手放在患者下腹部，协助其脐部向后回缩，完成骨盆的后倾运动（图5-11）。

注意事项：（1）躯干上部尽量保持稳定，不出现前屈、后伸动作。

　　　　　（2）治疗者用身体固定患者的膝关节，防止出现代偿动作。

　　　　　（3）患者双侧全脚掌着地，完成骨盆前后倾运动。

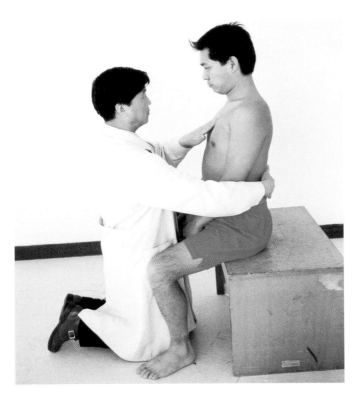

图 5-10 控制躯干骨盆前倾训练

图 5-11 控制躯干骨盆后倾训练

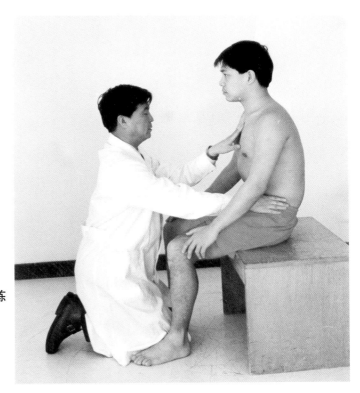

## 5.4.2 骨盆控制法

目　　的：同5.4.1。

方　　法：（1）治疗者跪或坐于患者前方，双手扶患者的髂前上棘（图5-12）。

（2）患者躯干保持正直，防止前后倾运动，双侧足踏于地面并且固定（图5-12）。

（3）若患者躯干随之运动，治疗者可用头部顶住患者的胸部，协助其固定躯干，待其掌握动作要领后，再减少辅助（图5-12）。

（4）患者随着治疗者双手的前后控制，完成骨盆的前后倾运动（图5-12、图5-13）。

（5）治疗者一手扶患者的一侧腰部，另一手扶其躯干或上肢，协助其完成骨盆左右倾运动（图5-14、图5-15）。

注意事项：（1）骨盆充分运动，防止躯干与下肢的代偿动作。

（2）此运动有利于诱发躯干与下肢的选择性运动，有利于提高步行的灵活性与柔韧性，无论患者运动功能在哪一个水平上，均要坚持训练，不得中断。

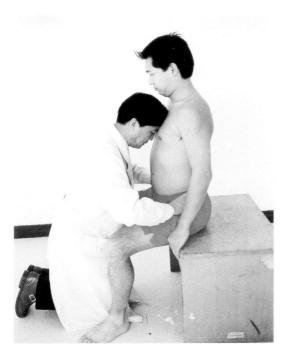

图 5-12　控制骨盆的骨盆前倾训练

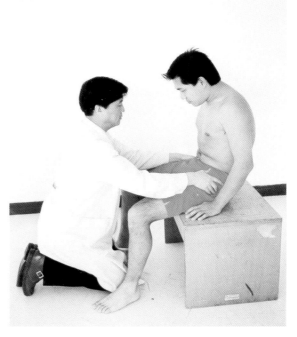

图 5-13　控制骨盆的骨盆后倾训练

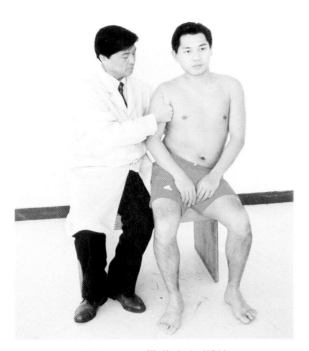

图 5-14　骨盆左倾训练

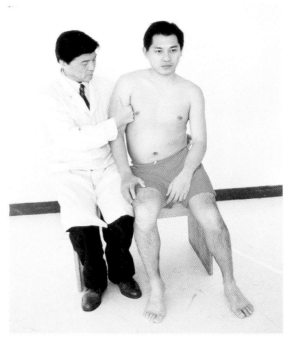

图 5-15　骨盆右倾训练

# 5.5 坐位重心转移训练

## 5.5.1 坐位对线关系调整训练

目　　的：（1）缓解躯干的痉挛。

（2）建立患者对正确姿势的控制能力和运动感觉。

（3）诱发坐位的平衡反应。

方　　法：（1）利用平衡训练装置的 3 号凳（图 5-16），令患者坐在中央，治疗者观察两个体重计的读数，并告知患者，使其将姿势调至对称。

（2）治疗者观察患者脊柱有无侧弯，双侧腰肋角是否对称，触摸双侧腰背肌张力是否对称。

（3）对于姿势异常者，治疗者一手置于患者胸骨柄，另一手置于第 7 胸椎棘突，向躯干挤压并上提，同时发出令患者挺胸的口令（图 5-17）。

（4）在患者面前放姿势矫正镜，让患者维持正确的姿势，体会姿势控制的感觉（图 5-18）。

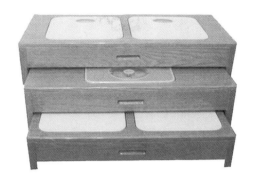

图 5-16　平衡训练装置

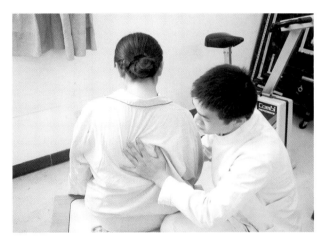

图 5-17　躯干对线关系调整手法

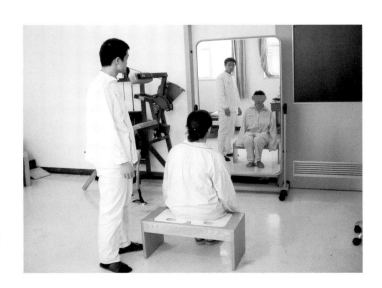

图 5-18　坐位姿势控制

## 5.5.2 向患侧转移训练

目　　的：（1）诱发坐位平衡反应。

　　　　　（2）易化躯干的选择性动作。

　　　　　（3）为正常步行进行基础性训练。

方　　法：（1）患者坐位，治疗者跪于患者的患侧，两手于患者下肋部交叉，辅助患者完成患侧躯干伸展运动（图5-19）。

　　　　　（2）当进行以上运动完全没有抵抗感时，治疗者一手插入患者患侧腋下辅助患侧躯干伸展，另一手从后方伸到患者健侧腰部诱导健侧躯干侧屈（图5-20）。

　　　　　（3）随着运动功能的改善，治疗者要及时减少辅助，做到仅扶患者患侧上肢保护其肩关节，完成患侧躯干主动伸展运动即可（图5-21）。

注意事项：（1）当患者对支撑体重的患侧髋关节伸展控制欠佳时，健侧肩出现代偿性上举，就会影响重心向患侧转移，要予以矫正。

　　　　　（2）为了保持患侧躯干的充分伸展，治疗者也要注意患者健侧下肢的异常姿势，防止过度伸展。

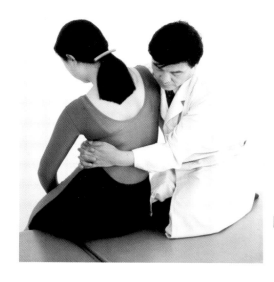

图 5-19　患侧躯干痉挛的矫正手法

图 5-20　躯干侧屈辅助主动
　　　　　运动训练

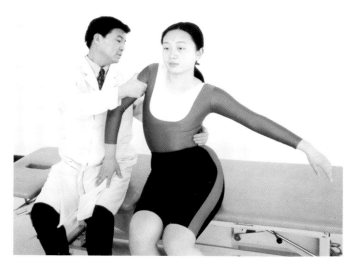

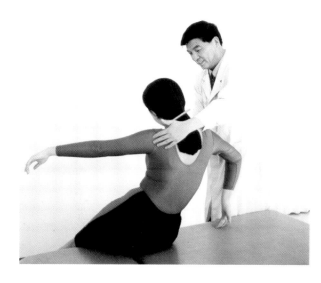

图 5-21　患侧躯干伸展训练

## 5.5.3 向健侧转移训练

目　　的：（1）抑制下肢联带运动，诱发躯干及下肢的选择性运动。

（2）诱发坐位平衡反应。

（3）训练腹肌的控制能力。

方　　法：（1）患者坐位，治疗者跪于患者健侧，将患者上肢置于治疗者肩上，一手控制患者健侧肩关节下方的肋部，另一手置于其患侧下肋部，让患者放松，利用双手合力使健侧躯干伸展、患侧躯干侧屈（图5-22）。

（2）当被动侧屈没有抵抗感后，治疗者一手向下压患者患肩，诱发头部的调整反应，另一手刺激其躯干诱发侧屈（图5-23）。

（3）最后，治疗者位于患者身后，快速地向患者预料不到的方向破坏其坐位平衡，使患者自动作出正确的反应（图5-24）。

注意事项：（1）患者臀部不得离开治疗台。

（2）对下下肢处于联带运动阶段的患者，治疗者要在抑制患者屈肌联带运动模式的同时，促使其重心转移。

（3）在使用方法（3）时，要防止患者痉挛加重。

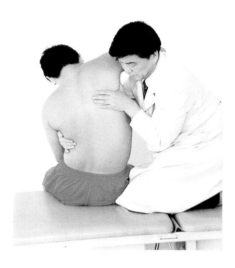

图 5-22　重心向健侧转移训练

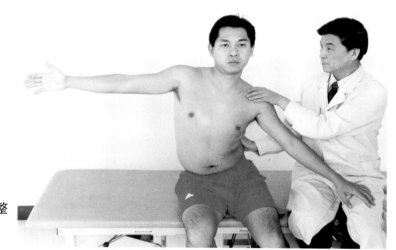

图 5-23　诱发坐位调整
　　　　反应训练

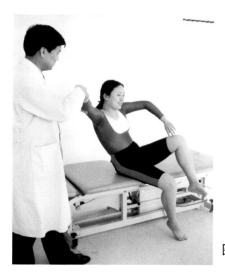

图 5-24　诱发坐位平衡反应训练

# 5.6 抑制躯干痉挛训练

## 5.6.1 躯干控制训练

目　　的：（1）抑制躯干伸肌痉挛。

（2）抑制患侧上肢后撤，诱发患肩前伸。

（3）使躯干肌肉在任何姿势下均具有快速协调的控制能力。

方　　法：（1）患者坐位，健侧手支撑于治疗台上，躯干旋转，患手与健手平行支撑在治疗台上（一般患者难以完成）。治疗者一手握持患者患侧上肢近端，向前方诱导，同时前臂抵住患者躯干，辅助其完成胸椎屈曲和患肩前伸动作；另一手辅助患者患侧肘关节伸展，并向健手方向诱导（图5-25）。

（2）治疗者用大腿固定患者患侧下肢，一手协助固定其患侧上肢，使其肩前伸，协助躯干完成旋转动作（图5-26）。

（3）当患者完成躯干的旋转后，治疗者一手扶患者患肩，另一手矫正患侧下肢的位置，使其髋关节保持外展位，臀部与治疗台平行。

（4）患者坐在训练床上，双手扶在巴氏球上，上躯干保持伸展，练习将球向前后左右滚动，提高躯干肌肉的控制能力（图5-27）。

（5）当患者具有坐位平衡功能后，可以在治疗者的保护及辅助下坐在巴氏球上练习躯干的控制，治疗者可根据患者功能水平的不同采取辅助上躯干伸展的方法以保持姿势的稳定，也可以利用球的侧方滚动来帮助练习躯干的控制或减少辅助，练习骨盆的运动，提高其控制能力（图5-28）。

注意事项：（1）在躯干旋转时，健侧肩向后撤，患肩前伸，患肘伸展，手指伸展，置于治疗台上。

（2）患侧下肢不得出现代偿，要保持外展，患侧臀部不得抬起。

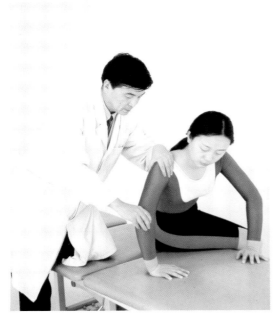

图 5－25　躯干向健侧旋转训练

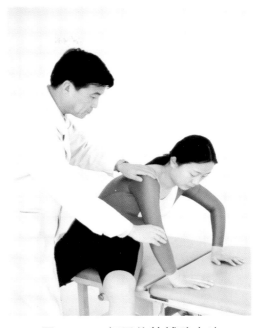

图 5－26　躯干旋转辅助方法

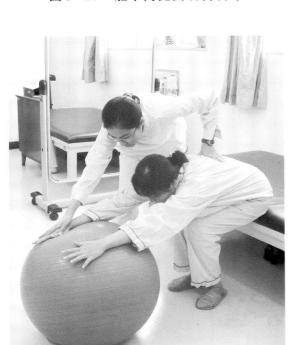

图 5－27　利用巴氏球练习
躯干控制

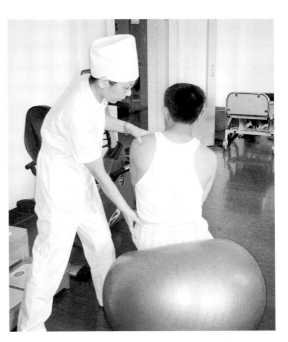

图 5－28　利用球的侧方滚动
训练躯干控制

## 5.6.2 躯干旋转位左右移动抑制上肢痉挛训练

目　　的：同 5.6.1。

方　　法：（1）当患者躯干向健侧旋转的姿势调整好后，治疗者位于患者的前面，用自己的下肢控制患者患肢于外展位，一手辅助患肘充分伸展，并向下施加压力，同时患肩尽量前伸，诱导躯干屈曲、旋转（图 5-29）。

　　　　　　（2）让患者在以上姿势下放松，维持体位不变，然后双手不离开治疗台，躯干左右移动，双侧上肢交替支撑体重，从一侧手的外侧缘支撑慢慢移到内侧缘支撑，再从一侧上肢移到另一侧上肢，治疗者不仅要协助患者患肢保持正确的体位，还要注意患者健侧上肢由于躯干旋转不充分而出现的肘屈曲（代偿动作），此时上肢的屈肌痉挛会出现明显的缓解。

　　　　　　（3）在维持以上姿势的情况下，患者双肘屈曲，鼻子尽量接近治疗台，健侧和患侧肘关节的连线与躯干平行，臀部不离开治疗台，头尽量向下移动（图 5-30）。

　　　　　　（4）当患者上肢屈肌痉挛明显缓解后，返回原来坐位姿势，患手与治疗者的手合在一起，在治疗者辅助下完成肩关节屈曲、肘关节伸展的调整动作（图 5-31）。

注意事项：（1）训练动作须注意要领，不可变形。

　　　　　　（2）治疗者在诱导患者各项动作时不得过分用力。

　　　　　　（3）双侧肢体动作要对称，头在向下运动时通过双手中间的位置。

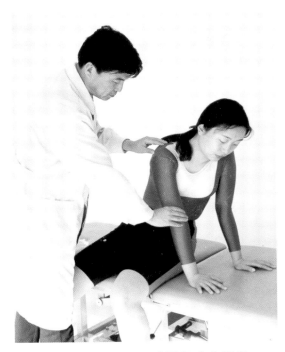

图 5-29 抑制上肢屈肌痉挛训练

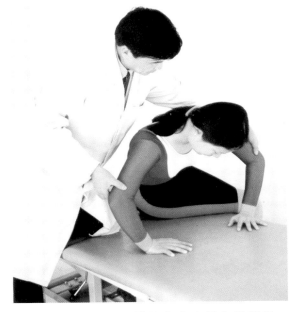

图 5-30 躯干旋转位左右交替负重训练

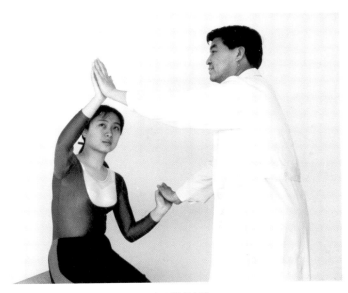

图 5-31 调整训练

145

## 5.7 坐位前后移动训练

目　　的：（1）防止患者在床上移动时出现只用健侧手支撑、忽略患侧运动的错误运动模式。

（2）改善平衡功能。

（3）诱发躯干的协调运动功能。

方　　法：（1）患者坐位，双手交叉，在治疗者的帮助下，反复练习两侧臀部交替抬起离开床面的动作（图5-32）。

（2）当患者可以独立完成以上动作时，治疗者双手扶患者的骨盆（双侧髂嵴），协助骨盆旋转，促进患者在利用臀部交替支撑体重的同时，向前后移动身体（图5-33）。

（3）逐渐过渡到患者独立完成前后移动动作。

注意事项：（1）患者躯干保持伸展，头摆正，不得偏歪。

（2）双手交叉抑制上肢与下肢的痉挛模式和联合反应。

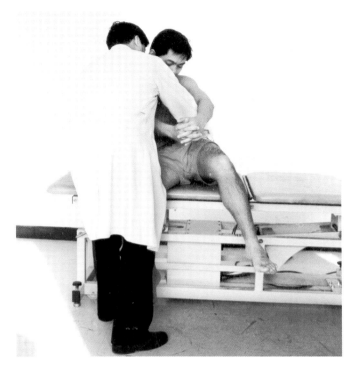

图 5-32    臀部交替负重训练

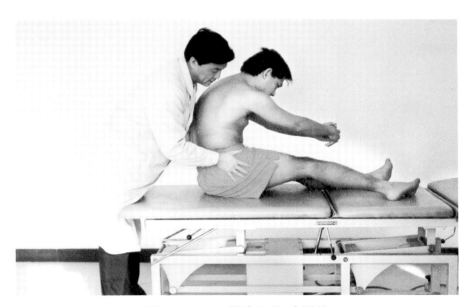

图 5-33    "臀步"运动训练

# 5.8 躯干下部的选择性屈曲训练

目　　的：（1）诱发躯干下部的选择性侧屈。

　　　　　（2）提高躯干控制能力，加强骨盆的固定作用。

　　　　　（3）缓解下肢痉挛，为步行训练打好基础。

方　　法：（1）患者坐位，双足不着地，下肢交叉，体重向位于下方的下肢移动，位于上方的一侧臀部抬起，离开治疗床面，然后两侧交替，反复练习重心的转移。治疗者一手协助患者躯干的稳定，用前臂诱发患者头部的调正（头呈竖直位），另一手辅助患者一侧臀部抬起，离开治疗台（图5-34）。

　　　　　（2）痉挛较重的患者会出现骨盆后撤，患侧下肢伸肌痉挛，膝关节交叉置于另一侧下肢上面有困难。在开始练习时，治疗者用下肢协助固定，上肢矫正患者躯干的姿势（图5-35）。

　　　　　（3）通过以上训练，逐渐减少辅助量，然后练习在下方的足着地、放平、重心充分转移。

注意事项：（1）在完成训练时，患者脊柱要保持伸展，两肩呈水平移动，不得出现左右倾斜。

　　　　　（2）治疗者要仔细观察患者躯干下部，确保重心充分转移，保证训练效果，此项训练可以有效地抑制下肢痉挛。

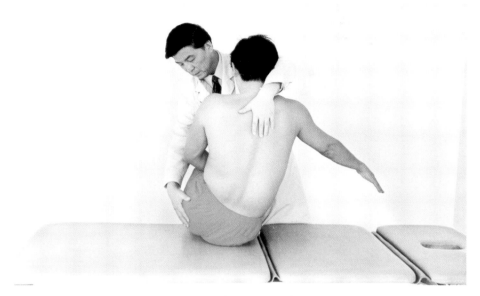

图 5-34　下肢交叉交替负重训练

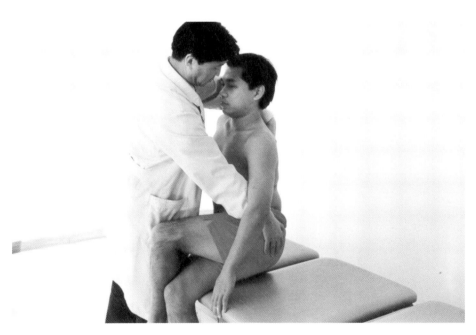

图 5-35　下肢交替负重辅助方法

# 5.9 躯干抗重力主动侧屈训练

目　　的：（1）强化（促进）上肢和肩的支撑能力。

（2）诱发坐位平衡功能。

（3）提高躯干控制能力。

方　　法：（1）患者坐在治疗台上，治疗者站在台前，患者身体向一侧倾斜直至肘关节支撑在台上，然后用自己的力量返回正直坐位（图5-36）。

（2）治疗者一手扶患者倾斜一侧的上肢进行诱导，另一手扶患者的肩，向倾斜方向轻轻推按，促进头的调整反应及健侧躯干的侧屈（图5-37）。

（3）在患者完成从健肘支撑返回到端坐位的途中，治疗者用手轻轻地握住患者健手，控制在一个位置上，刺激患侧躯干主动的控制能力。

注意事项：（1）根据情况给予适当的协助，以诱导患者自己完成动作为主。

（2）在从健侧倾斜返回时，注意防止强化联合反应。

（3）注意动作规范化要求，倾斜一侧的躯干要充分侧屈，头向另一侧调正（头呈正直位）。

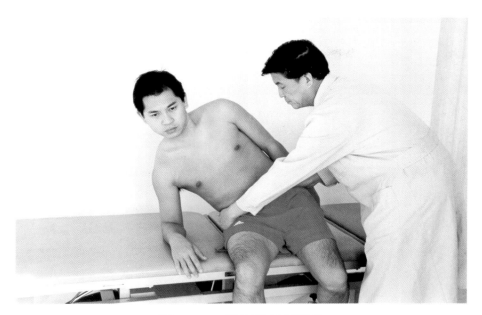

图 5-36　侧屈及返回训练

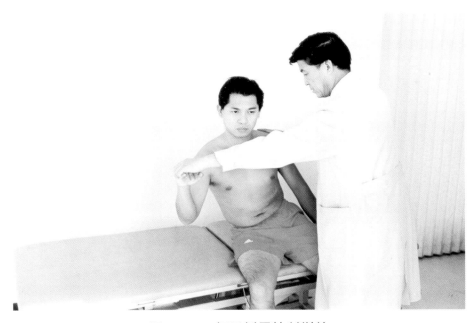

图 5-37　躯干侧屈控制训练

## 5.10 躯干上部的旋转训练

目　　的：（1）诱发躯干的控制能力。

（2）缓解躯干的伸肌痉挛

（3）诱发患肩的选择性运动。

（4）在患肩向前伸的姿势下诱发肘关节屈曲，为进食、洗脸、刷牙、梳头等日常生活动作的完成创造条件。

方　　法：（1）躯干伸展呈端坐位，患者患侧手置于健侧肩上，治疗者的手一边维持患者患侧上肢的位置，一边将其患侧的肩胛骨向前方推按（图5-38）。

（2）治疗者一手从患者后方辅助其患手，防止患手从健侧肩上滑脱，用前臂将患者患肩向前下方推压，另一手置于患者患侧肋部下方，向正中和下方推按，诱发该部位的肌肉收缩，出现患肘向健侧髋关节的方向运动（腰椎屈曲）。

（3）患者坐在治疗台上，患侧上肢完成肩关节屈曲、内收、外旋和肘关节屈曲的运动（图5-39）。

（4）在肩关节不向后撤的情况下，反复练习肘关节自如屈伸的运动，在开始时，治疗者可以辅助患者完成肘关节伸展。

注意事项：（1）不得出现躯干伸展、后仰的动作。

（2）患侧上肢保持在固定位置，手指放松。

（3）髋关节不得出现向屈曲方向的运动。

（4）逐渐过渡到患者独立完成。

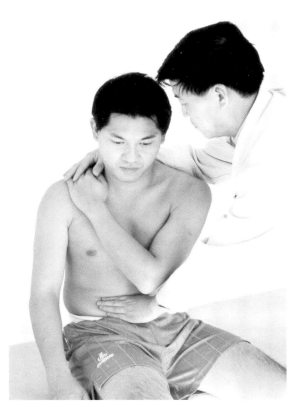

图 5-38　诱发患肩选择性运动训练

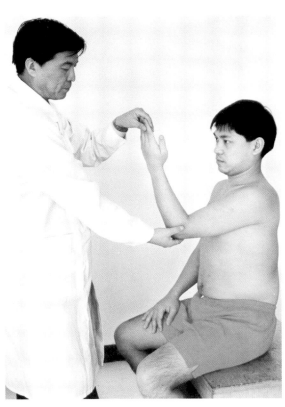

图 5-39　患手返回健侧肩部的训练

## 5.11 患侧下肢交叉控制训练

目　　的：（1）提高患者的坐位平衡水平。

（2）诱发患侧下肢分离运动。

（3）提高患侧下肢的控制能力，为训练穿脱裤子和鞋等日常生活动作创造条件。

方　　法：（1）患者取坐位，治疗者一手扶患者患侧足趾，维持足的背伸位，另一手协助患者在不出现外展、外旋的状态下抬腿（图5-40）。

（2）患者自己控制患侧下肢的重量，不依靠外力的帮助，慢慢地将脚放回地面。

（3）在前两项动作基础上，患者将患侧下肢抬起，交叉放在健侧腿上，然后再放回原地。如此反复训练，直至自己独立熟练地完成（图5-41）。

注意事项：（1）健侧上肢不可协助完成。

（2）健侧全脚着地，足跟不得抬起。

（3）在完成动作时，患者身体保持正确的坐姿，不得后倾及患侧后撤。

（4）在上抬患肢时，足跟慢慢抬起，不得出现足尖拖地动作。

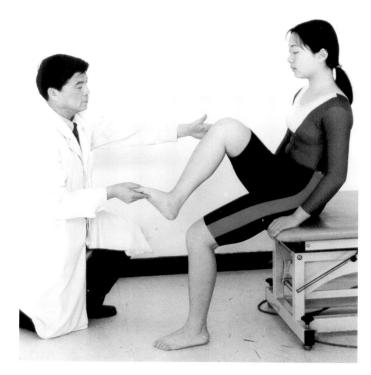

图 5-40　患侧下肢控制训练

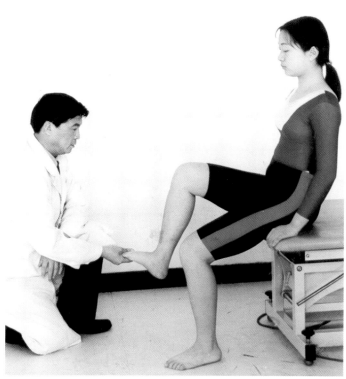

图 5-41　患侧下肢交叉动作训练

# 6. 从坐位到立位训练法

## 6.1 从坐位到立位训练

### 6.1.1 躯干伸展前倾训练

目　　的：（1）为改善步行模式进行的基础训练。

（2）抑制全身的伸展模式。

（3）诱发躯干与下肢的选择性运动。

方　　法：（1）患者取坐位，上肢肘关节伸展，肩关节屈曲，前臂置于治疗者的腿上。治疗者一手控制患者躯干，使其保持伸展，另一手控制患者胸骨部，利用下肢外展诱发患者躯干前倾（图6-1）。

（2）患者双侧上肢自然下垂，治疗者在保持患者躯干前倾的基础上，诱发膝关节向前移动，加大踝关节背伸角度。

（3）对于躯干前倾时患侧下肢出现内收的患者，治疗者用自己的下肢协助患者将患肢控制于髋关节外展、膝关节屈曲的位置，全脚着地，反复训练躯干伸展状态下的髋关节屈曲、伸展动作（图6-2）。

（4）根据患者功能情况调整升降床的高度，增加训练难度，使患者掌握从坐位到立位的动作。

（5）利用步态矫治仪使患者自我控制双下肢对称用力，身体重心向患侧转移，正确地完成从坐位到立位的动作（参见图2-7）。

注意事项：（1）运动轴位于双侧髋关节连线上，脊柱任何部位不得出现屈曲。

（2）必须抑制患侧下肢的伸肌联带运动。

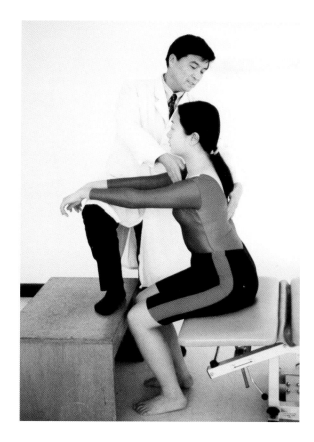

图6-1 诱发躯干伸展前倾动作

图6-2 躯干伸展前倾时下肢保持外展位

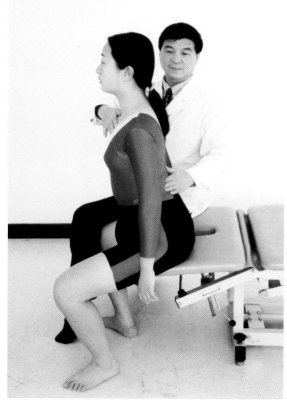

## 6.1.2 双手支撑起立训练

目　　的：（1）练习患肢负重。

（2）体会正确的立位动作模式。

方　　法：（1）患者取坐位，双足全脚掌着地，双手支撑在凳面上，头部向前
伸出超过双足，重心向前移动（图6-3）。

（2）当患者的臀部抬起时，治疗者一手扶患者膝关节使其超过足尖，
另一手扶持其健侧大转子，协助患者克服重力完成站立动作
（图6-4）。

（3）当动作完成较好后，去掉双手交叉，再去掉前面的凳子，患者
双手轻轻向前摆动，重心前移，躯干伸展，完成起立动作（图
6-5）。

注意事项：（1）防止出现利用健侧的代偿动作模式。

（2）动作要左右对称，抑制痉挛模式。

（3）防止强化伸肌联带运动，不得出现患侧下肢髋关节屈曲-内收-
内旋及足跟离地。

（4）患者足趾屈曲，可在其下方放置绷带卷，维持足趾背伸，抑制
痉挛。

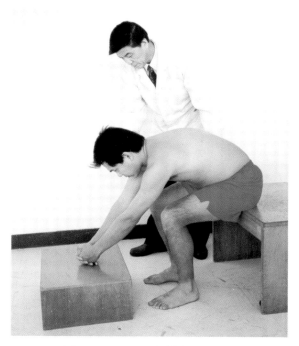

图 6-3 双手支撑起立训练

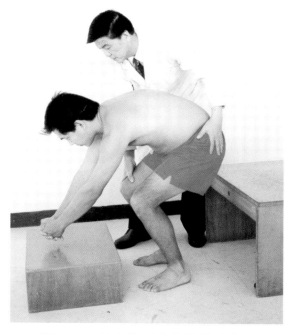

图 6-4 从坐位到立位的辅助方法

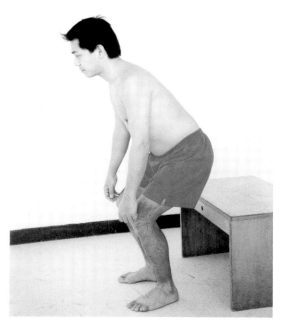

图 6-5 坐位重心向前移动训练

## 6.1.3 起立训练的辅助方法

目　　的：（1）训练起立的规范化动作。

（2）使患者理解、掌握正常的运动感觉，抑制异常的运动模式。

（3）抑制上肢和下肢的痉挛。

方　　法：（1）治疗者用双腿夹住患者患侧膝关节，保持正常肢位，诱导髋关节轻度外展及膝关节屈曲，指示患者完成躯干前倾动作（图6-6）。

（2）治疗者用上肢及躯干夹着患者患侧上肢，保护肩关节，另一手置于第8~10胸椎处，协助完成脊柱的伸展（图6-6）。

（3）当患者的臀部可充分抬起后，治疗者改为诱导髋关节伸展训练，一手置于患者臀部，一手置于其下腹部，使骨盆后倾，双下肢固定其患侧膝关节，防止过伸展，完成站立动作（图6-7）。

（4）从立位到坐位方法相同，顺序相反。

注意事项：（1）全脚着地，在完成动作时足跟不得离地。

（2）坐下动作要缓慢，轻轻坐下，提高控制能力。

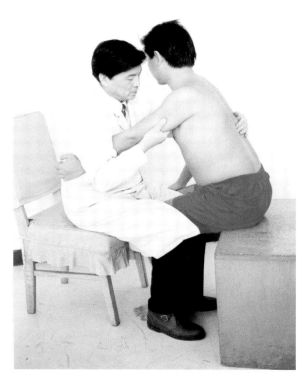

图 6-6　起立训练

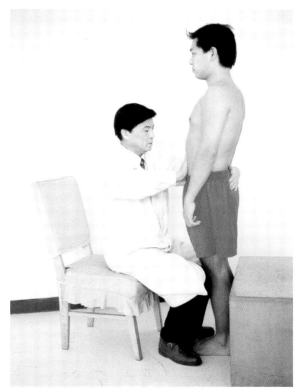

图 6-7　矫正起立动作姿势，诱导骨盆
　　　　后倾、髋关节伸展动作

## 6.2 患侧下肢负重训练

目　　的：（1）提高躯干侧屈肌的选择性肌肉活动（支撑面小）。

　　　　　（2）提高平衡反应水平。

　　　　　（3）抑制下肢痉挛。

方　　法：（1）患者取坐位，双腿交叉，患侧下肢在下方，臀部从治疗台上抬起，治疗者从患者身后扶其对侧大转子处，利用肩关节和上肢控制患者脊柱，防止屈曲，并使躯干充分前倾，另一手协助控制患者健侧膝关节，维持体位。患侧膝关节反复进行屈曲、伸展练习（图6-8）。

　　　　　（2）逐渐减少辅助量，治疗者用手控制患者脊柱的伸展，维持正常姿势，由患者独立完成患肢屈伸动作（图6-9）。

注意事项：（1）患侧足趾下方垫一个绷带卷，防止足趾屈曲痉挛。

　　　　　（2）健侧下肢交叉于患侧下肢之上，以保证患肢髋关节、膝关节的屈曲与踝关节背伸位（足跟不得离地）。

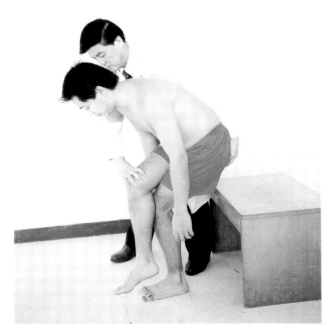

图 6-8　健侧在上方双腿交叉起立训练

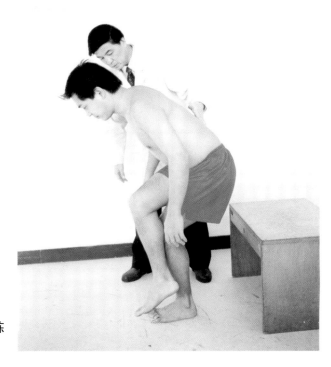

图 6-9　双腿交叉躯干伸展平衡训练

# 6.3 从高治疗台站起训练

目　　的：(1) 掌握从高治疗台站起的简单方法。

　　　　　(2) 防止代偿动作。

　　　　　(3) 缓解下肢痉挛。

方　　法：(1) 治疗者首先将患者患足慢慢地平放在地面上，患者逐渐伸直患肢，支撑体重，治疗者要防止患者下肢伸肌联带运动的影响，保持其足趾充分伸展 (图 6-10)。

　　　　　(2) 在患者起立时，治疗者一手辅助患者患侧髋关节，使其伸展，另一手从患者身后绕向其对侧腰部予以辅助。

　　　　　(3) 当患肢支撑稳定后，健侧足着地，完成起立动作 (图 6-11)。

　　　　　(4) 在返回治疗台时，患者患侧单腿支撑，健侧下肢屈曲，臀部坐于治疗台上，治疗者协助患者患侧髋关节充分伸展，重心前移，位于足的上方，在掌握以上动作要点的基础上，反复进行站立练习。

注意事项：(1) 在患侧下肢支撑体重时，防止出现膝关节过伸展。

　　　　　(2) 在患侧下肢支撑体重时，防止出现髋关节内收、内旋的动作。

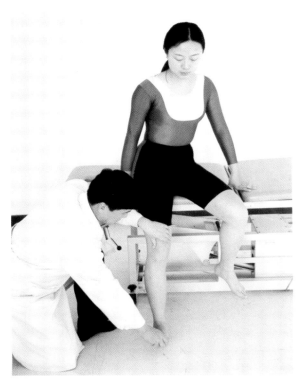

图 6-10　患足慢慢平放于地面
　　　　　防止踝关节跖屈

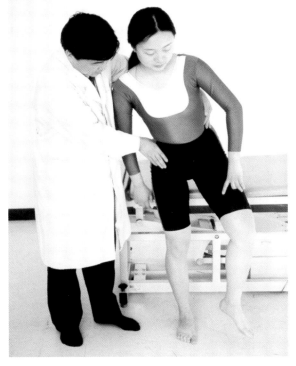

图 6-11　患侧下肢支撑的辅助方法

# 6.4 向高治疗台转移训练

目　　的：改善躯干的选择性控制和下肢的选择性伸展。

方　　法：（1）当患侧下肢不能充分支撑体重时，让患者臀部靠在床上呈立位，治疗者用双腿夹住患者患侧膝关节的前后部位，予以固定，双侧上肢扶患者躯干，然后患者抬起健侧下肢，治疗者用手插入患者健侧大腿下方，旋转其躯干（图6-12），使其臀部坐在床上（图6-13）。

　　　　　（2）治疗者移至健侧，一手从肩的后方伸向患者躯干，将其身体重心向健侧转移；另一手协助其患侧向后移动臀部，完成其向高床或治疗台上的转移动作（图6-14）。

注意事项：（1）以上方法只适用于患侧下肢不能充分支撑体重的患者。

　　　　　（2）患侧下肢髋关节要充分伸展。

　　　　　（3）在健侧坐床时，躯干要充分旋转。

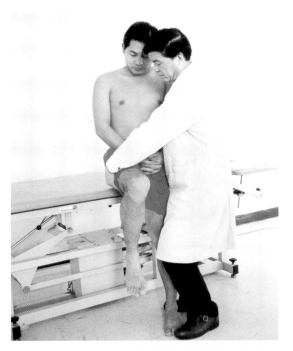

图 6-12　向高治疗台转移的辅助方法

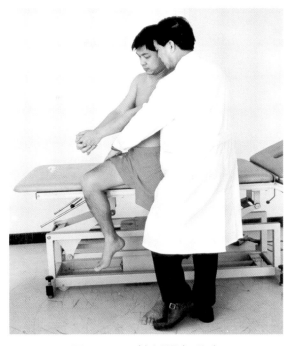

图 6-13　健侧臀部着台

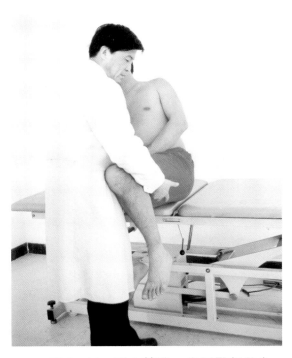

图 6-14　重心转移，患侧臀部着台

# 6.5 立位躯干运动训练

目　　的：（1）训练患者身体重心向前转移。

（2）抑制患侧上肢屈肌痉挛。

（3）训练躯干肌肉的调整能力。

（4）理解立位时身体的正确运动。

方　　法：（1）患者面向治疗台呈立位，治疗台的高度大约与髋关节高度相同，治疗者一手向前轻推患者臀部，另一手控制其胸骨，使其躯干伸展，然后让患者健侧下肢后退一步（图 6-15），健侧上肢向前方上举。患者患手置于治疗台上，保持肘关节伸展，腕关节背伸，手指伸展、外展。治疗者一手协助患者控制患侧肘关节伸展，另一手扶其健侧骨盆诱导躯干运动（图 6-16）。

（2）患者双手交叉，患侧膝关节伸展，双侧肘关节屈曲支撑于治疗台上，然后慢慢起立（图 6-17）。

注意事项：（1）若患者膝关节不能充分伸展或随着伸展出现踝关节跖屈、足趾屈曲，可穿戴矫形器。

（2）在躯干从屈曲位返回直立位时，不得用双上肢下压治疗台。

（3）起立时颈部保持屈曲位，不得过伸展。

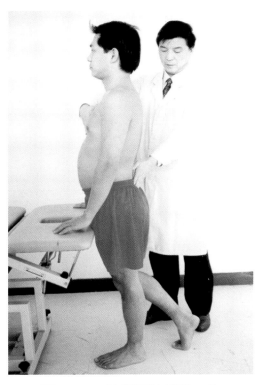

图 6-15　健侧下肢后退一步

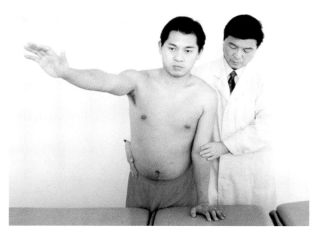

图 6-16　健侧上肢向前方上举，重心前移，
　　　　　患侧上肢支撑床面

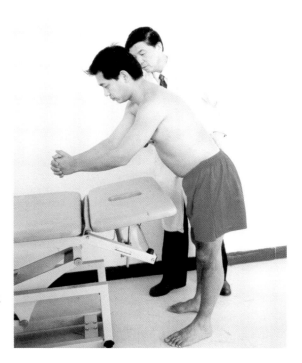

图 6-17　双肘屈曲支撑在治疗台上

169

# 6.6 立位骨盆前后倾训练

目　　的：（1）诱发骨盆的选择性运动。

（2）训练立位平衡功能。

（3）提高躯干肌肉的控制能力。

方　　法：（1）患者双下肢支撑体重，双膝关节轻度屈曲（约 20 度），治疗者用双膝控制患者的下肢呈外展、外旋位。

（2）治疗者一手置于患者臀部，另一手置于下其腹部，协助其完成骨盆前后倾运动（图 6-18）。

（3）随着骨盆前后倾运动幅度加大，体重逐渐向患侧下肢转移，患者在骨盆持续进行前后倾运动的同时，慢慢将健侧下肢抬起（图 6-19）。

注意事项：（1）在骨盆完成前后倾运动时，双侧膝关节角度不变。

（2）在骨盆运动使腰椎出现屈曲、伸展时，胸椎应保持稳定。

（3）在重心向患侧转移时，骨盆运动不得中止。

（4）在健侧下肢抬起完成骨盆前后倾运动时，髋关节、膝关节不得摆动，以免因出现代偿而妨碍患侧躯干的运动。

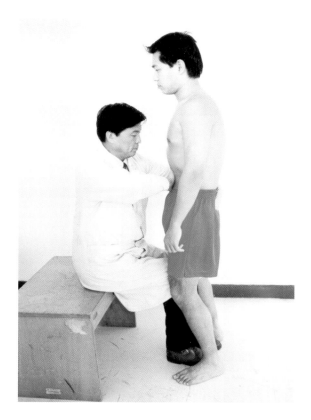

图 6-18　促进骨盆选择性前后倾运动

图 6-19　健侧足离地完成骨盆前后倾运动

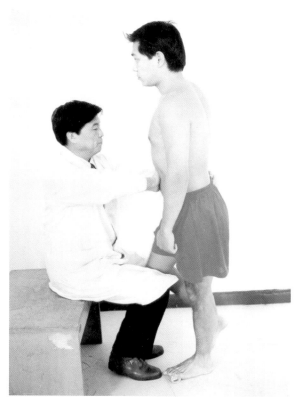

# 6.7 髋关节分离运动诱发训练

目　　的：（1）在诱发髋关节伸展的同时完成外展、外旋运动（分离运动）。

（2）抑制联带运动对患侧下肢运动功能的影响。

方　　法：（1）患者背靠墙壁呈立位，双侧髋关节外展、外旋，膝关节屈曲。

（2）双侧膝关节屈曲，背部沿着墙壁下滑，治疗者位于患者对面，用双手协助患者使髋关节进一步外展、外旋（图6-20）。

（3）当双侧髋关节已充分外展、外旋后，治疗者用手刺激患者腹部，使其腹肌张力增高（图6-21）。

注意事项：（1）头部及背部不得离开墙壁（图6-22）。

（2）患足平放于地面，不得出现内翻或外翻。

（3）治疗者的手在沿患者小腿纵轴方向向下压的同时，向外轻推，使其髋关节外展、外旋。

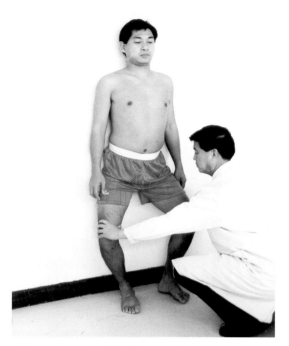

图 6-20　髋关节伸展、外展、外旋训练

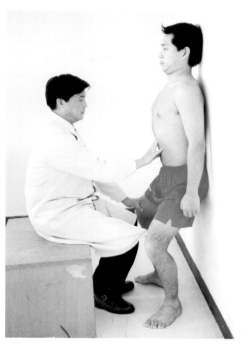

图 6-21　维持髋关节分离运动的
　　　　　同时刺激腹肌收缩

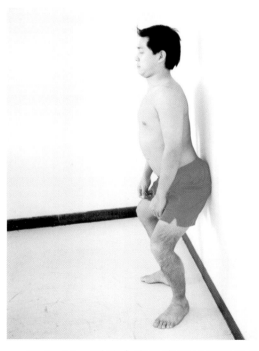

图 6-22　训练中容易出现的错误动作

# 6.8 躯干与髋关节的选择性运动训练

目　　的：（1）诱发躯干与髋关节屈肌、伸肌的选择性交替运动。

　　　　　（2）提高腹肌的控制能力。

　　　　　（3）为正常步行打基础。

方　　法：（1）患者取坐位，双侧上肢向前方伸出，置于治疗台上，治疗者双手向下按压患者背部，促使其伸展。在矫正胸椎屈曲后，治疗者双手拇指按压患者腰骶部脊柱后凸处——一般在第 5 腰椎附近（图 6-23）。反复练习躯干的屈曲与伸展（图 6-24）。

　　　　　（2）患者坐在治疗台上，躯干后倾，双下肢主动上抬，髋关节、膝关节、踝关节分别保持 90 度，在开始训练时，治疗者给予协助，使患者躯干伸展，头与躯干在一条直线上（图 6-25）。然后双足落地，仍然保持髋关节、膝关节的角度。

注意事项：（1）在患者取坐位时，躯干若呈屈曲状态，治疗者应予以调整（图 6-26）。

　　　　　（2）上肢功能良好者的上肢可自然下垂，若功能较差，可以双手交叉置于胸前。

　　　　　（3）在训练中，躯干的屈曲与伸展动作交替进行。

　　　　　（4）在主动上抬下肢时，髋关节不得出现外展、外旋。

　　　　　（5）在躯干伸展、前倾时，防止髋关节内收。

174

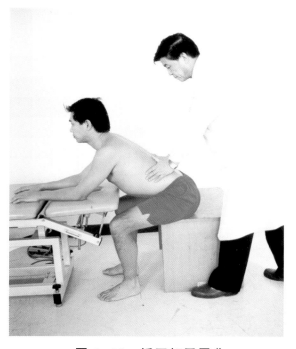

图 6-23　矫正躯干屈曲

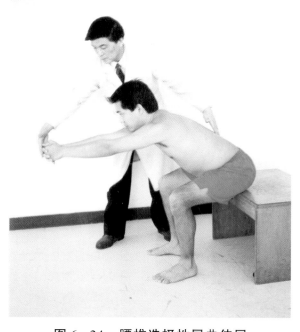

图 6-24　腰椎选择性屈曲伸展

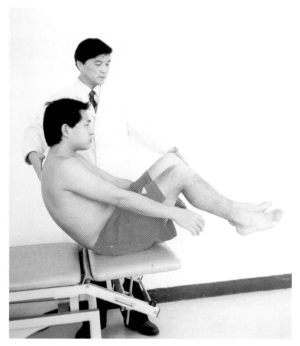

图 6-25　躯干后倾，髋关节、膝关节
　　　　　保持 90 度屈曲

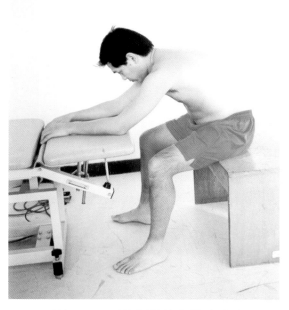

图 6-26　双上肢放在治疗台上
　　　　　常出现的错误姿势

# 6.9 患侧髋关节伸展位的主动控制训练

目　　的：（1）练习患侧下肢处于摆动相的控制能力。

　　　　　（2）改善立位平衡功能。

　　　　　（3）诱发髋关节伸展状态下膝关节屈曲的分离运动。

　　　　　（4）提高躯干侧屈肌的控制能力。

方　　法：（1）治疗者一手置于患者胸部，维持其身体的平衡，另一手将其患
　　　　　　　 侧下肢的膝关节屈曲，训练患侧下肢单腿站立及患肢的分离运
　　　　　　　 动（图6-27）；治疗者用双侧下肢夹住患者患侧小腿，一手调
　　　　　　　 整其躯干的伸展，另一手调整其骨盆的位置，防止出现代偿动
　　　　　　　 作（图6-28）。

　　　　　（2）待姿势正确后，让患者自己控制慢慢放下患足，使足尖于健足
　　　　　　　 后方着地。当患者完成此动作有困难时，治疗者也可用一手控
　　　　　　　 制患者躯干的稳定，另一手协助其患足按规定动作要领慢慢着
　　　　　　　 地（图6-29）。

注意事项：（1）在完成动作的全过程中，躯干不得屈曲。

　　　　　（2）在抬小腿时，骨盆不得出现代偿动作。

　　　　　（3）尽量利用患者自己的力量控制患足慢慢落地。

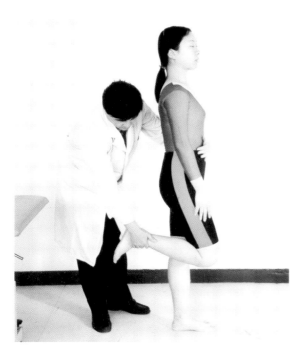

图 6-27 患侧膝关节屈曲，患足离开地面

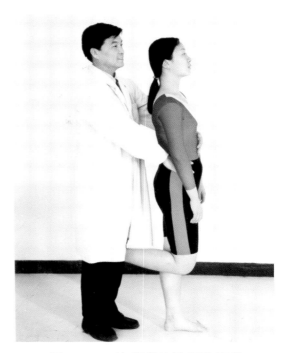

图 6-28 治疗者协助调整姿势

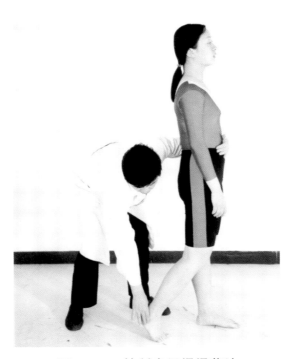

图 6-29 控制患足慢慢落地

## 6.10 患侧下肢支撑训练

### 6.10.1 单腿站立训练

目　　的：（1）诱发下腹部肌肉及髋关节周围肌肉的选择性活动。

（2）在患侧支撑体重的情况下，体会膝关节的屈伸运动。

方　　法：（1）患者患侧单腿站立，面前摆放 20 厘米高的低木凳，将健侧下肢踏在上面。治疗者一手下压、前推患者患侧骨盆，辅助髋关节伸展；另一手置于患者健侧躯干，协助其将重心转移到患侧，根据患者的情况提出健侧下肢负重的指标，如从负重 15 千克逐渐减少到 10 千克、5 千克，直至完成单腿站立，然后返回原地。随着患者水平提高，可以增加踏凳次数和延长负重时间（图 6-30）。

（2）当患者可以正确地反复进行以上动作时，治疗者将 1 号凳换成 3 号凳，给患者患侧膝关节穿戴固定支具，协助患者完成重心向患侧转移，治疗者一手置于其患者背部，另一手置于其胸骨下方，辅助患者躯干伸展，提高躯干上部的稳定性（图 6-31）。

（3）治疗者立于患者患侧，用双下肢夹住患者患侧膝关节，利用治疗者下肢的内收、外展动作诱导患者患肢的膝关节屈伸运动（图 6-32）。

注意事项：（1）患侧下肢膝关节不得出现过伸展。

（2）伴有膝关节过伸展的患者禁止训练患侧支撑体重训练。

（3）踏凳的健侧不得负重。

（4）感觉障碍、弛缓阶段或由于痉挛而下肢不能维持伸展位和重心不能向患侧转移的患者，可穿戴膝关节支具。

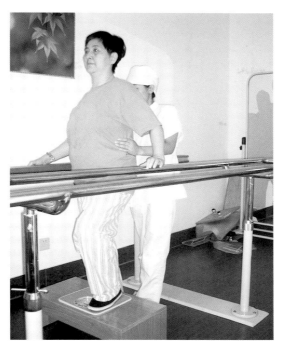

图 6-30　健侧足踏于平衡装置上促进
　　　　　患侧髋关节伸展

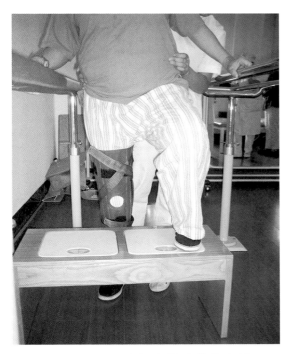

图 6-31　患侧穿戴膝关节支具
　　　　　体会负重感觉

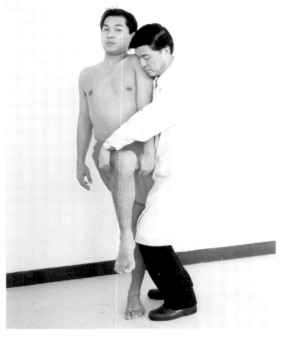

图 6-32　在患肢负重的情况下
　　　　　体会膝关节屈伸运动

## 6.10.2 患肢负重控制能力训练

目　　的：（1）训练腹肌控制能力。

（2）抑制患侧下肢的联带运动，强化选择性运动。

（3）提高立位平衡功能。

（4）患侧下肢负重练习。

方　　法：（1）患者双侧膝关节轻度屈曲，重心向患侧转移，治疗者坐在患者前面稍偏患侧的位置，用膝关节抵住患者患侧下肢外侧，一手协助其患侧髋关节伸展，另一手刺激患者腹肌，提高其紧张度（图 6-33）。

（2）患者健侧足底抵于患侧膝关节内侧，然后进行健侧的髋关节外展、外旋（图 6-34）和内收、内旋动作（图 6-35）。

注意事项：（1）治疗者要随时矫正患者的全身姿势。

（2）在健侧足抵于患侧膝关节内侧时，躯干、骨盆及负重的下肢位置不变。

（3）膝关节控制能力差者可以穿戴膝关节支具。

（4）患侧足趾下方可垫绷带卷抑制痉挛。

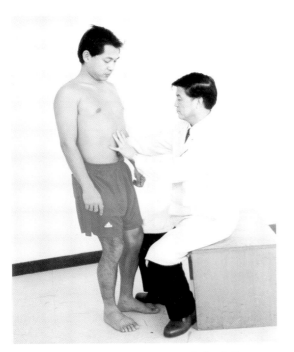

图 6-33　患肢负重的准备动作

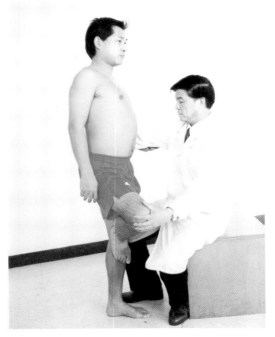

图 6-34　患侧下肢负重，健侧下肢
髋关节外展、外旋运动

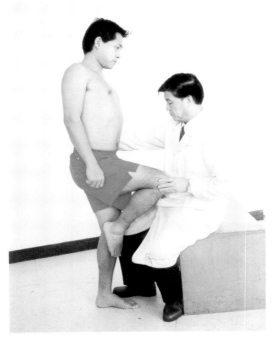

图 6-35　患侧下肢负重，健侧髋
关节内收、内旋运动

## 6.10.3 健侧下肢外展、患侧下肢负重训练

目　　的：（1）进一步提高患侧下肢髋关节伸肌的选择性运动。

　　　　　（2）训练患侧下肢与负重有关的肌肉活动。

方　　法：（1）治疗者在患者健侧下肢的侧方放一个低凳，患者健侧下肢外展，将足置于凳上（不负重）。治疗者一手置于患者患侧髋关节，协助其保持伸展位，另一手置于患者健侧腰部，诱导体重向患侧下肢转移（图6-36）。

　　　　　（2）患者患侧下肢及躯干维持原姿势不变，抬起健侧足在空中保持一段时间，再放回原处。反复训练多次后放回原位。

　　　　　（3）当患者没有辅助也可以完成时，治疗者一手维持患者患手腕关节背伸、手指伸展，并利用胸部控制患者患侧上肢的伸展、外展，以抑制患侧上肢因联合反应而导致的上肢屈曲；另一手置于患者健侧腰部，维持患肢的负重（图6-37）。

　　　　　（4）当患者均能较好地完成以上动作时，治疗者一手置于患者患侧腋下，另一手使患侧上肢外展、外旋，健侧足反复练习外展、内收的运动（图6-38）。

注意事项：（1）置于木凳上的健侧下肢不得出现外旋，足尖朝向正前方，以增加患侧下肢髋关节伸肌选择性活动的难度。

　　　　　（2）对膝关节控制能力较差的患者，开始训练时可以戴膝关节支具，待髋关节控制能力改善后再解除支具，重点训练膝关节的控制能力。

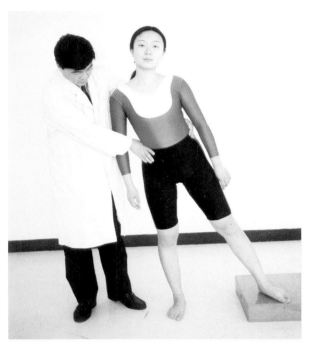

图 6-36　健侧下肢外展，患侧下肢负重

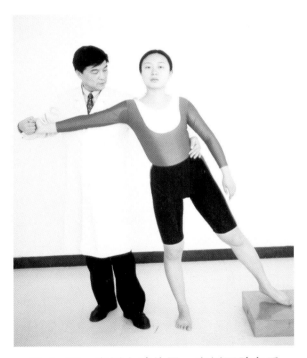

图 6-37　患侧上肢外展，患侧下肢负重

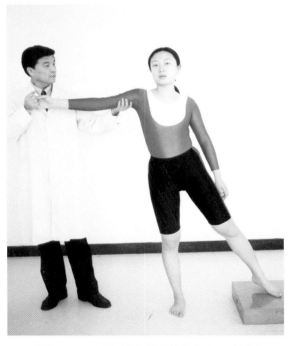

图 6-38　控制上肢屈肌痉挛，健侧
　　　　　下肢外展，患侧下肢负重

## 6.11 单腿站立选择性运动控制训练

目　　的：(1) 改善平衡功能。

　　　　　(2) 提高躯干控制能力。

　　　　　(3) 诱发患侧下肢选择性运动。

　　　　　(4) 提高患侧下肢支撑体重的能力。

方　　法：(1) 患者双手分开，与肩同宽，抓握体操棒，治疗者与患者手重叠，
协助其完成握棒动作，并使腕关节保持背伸位。

　　　　　(2) 患者用患侧下肢单腿站立，健侧足轻轻踏于球体上，治疗者用
脚将球前后滚动，患者患足随之运动，不得出现阻碍球滚动的
动作（图6-39）。

　　　　　(3) 患者健侧下肢支撑体重，患足置于球体上，随球的滚动完成屈
伸运动（图6-40、图6-41）。

注意事项：(1) 防止支撑体重的患侧下肢晃动，膝关节不得出现过伸展。

　　　　　(2) 当健侧下肢支撑时，要防止出现患侧髋关节内收和骨盆向健侧
偏歪的代偿动作。

　　　　　(3) 治疗者无论何时都要固定患者双手及体操棒。

　　　　　(4) 当患者开始进行患侧下肢负重训练时，可以穿戴膝关节支具，
逐渐过渡，防止因恐惧而出现痉挛或代偿动作。

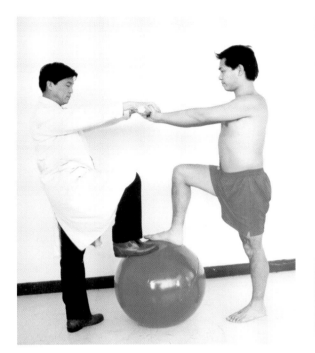

图 6-39 患侧单腿站立训练

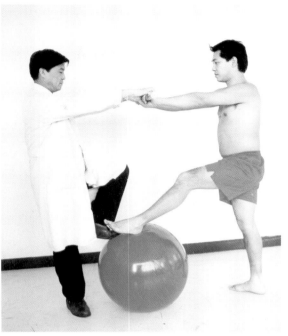

图 6-40 健侧单腿站立，患肢随球体
向前运动

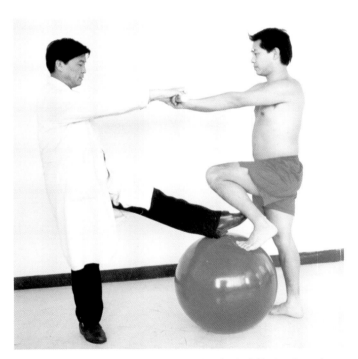

图 6-41 健侧单腿站立，患肢随球体向后运动

## 6.12 患侧下肢抗重力控制能力训练

目　　的：诱发步行时患侧下肢向前迈出的基本动作。

方　　法：（1）患者臀部靠在治疗台上，将患侧下肢屈曲抬起（髋关节、膝关节均约 90 度屈曲），然后慢慢放回原地（图 6-42）。

（2）治疗者一手控制患者患侧膝关节，防止髋关节出现外展、外旋，另一手伸展患者足趾，防止出现跖屈、内翻（图 6-43）。

注意事项：（1）脚放回地面时，动作要缓慢，髋关节不得出现内收、内旋动作。

（2）屈曲患肢时，防止患侧骨盆上抬。

（3）在训练过程中，要防止单纯追求动作的完成，而忽视基本动作要领。

（4）随着患者对动作的熟练掌握，治疗者逐渐将训练床升高，减少患者对床的依赖，为独立步行打下基础。

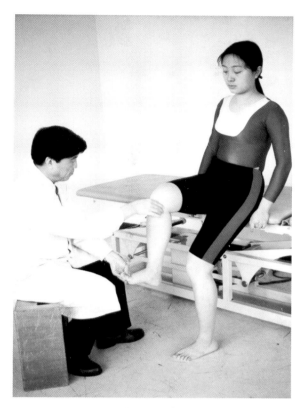

图 6-42　患侧下肢抗重力主动
控制训练

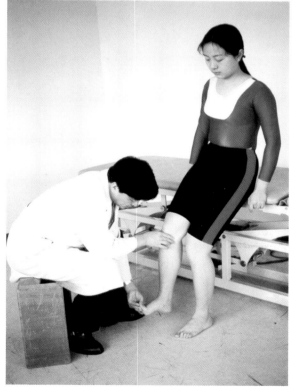

图 6-43　治疗者协助患者维持足趾伸展，
控制患肢抗重力

# 6.13 立位双侧上肢主动运动训练

目　　的：(1) 利用立位双侧上肢活动提高躯干的控制力。

(2) 诱发患者的立位平衡功能。

方　　法：(1) 患者双手握体操棒，水平上举，保持肩关节屈曲、肘关节伸展，治疗者快速叩击体操棒，令患者保持平衡（图6-44）。

(2) 治疗者站在患者前方叩击体操棒可以刺激腹部肌肉活动，还可以变换位置，改变外力方向，刺激不同肌肉的调整活动。

(3) 患者双手握体操棒击打皮球，治疗者站在患者患侧，协助其固定握持体操棒的患手，患者在双侧肘关节伸展姿势下打球，可刺激躯干伸肌（图6-45），若将肘关节屈曲，边击球边伸展肘关节，则刺激腹肌的肌肉活动（图6-46）。

注意事项：(1) 患者在具备独自站立能力的条件下进行训练。

(2) 外力大小要适度并注意安全。

(3) 在训练过程中，治疗者要注意观察患者的放松状态，防止精神紧张、动作不协调，甚至导致痉挛的出现。

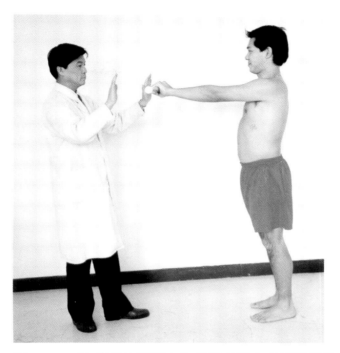

图 6-44　治疗者快速叩击体操棒刺激患者腹肌活动

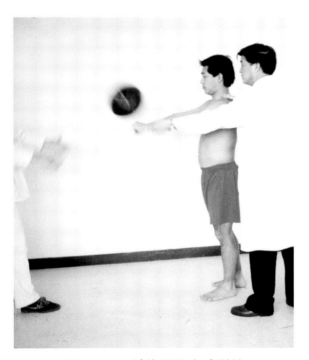

图 6-45　肘伸展位击球训练

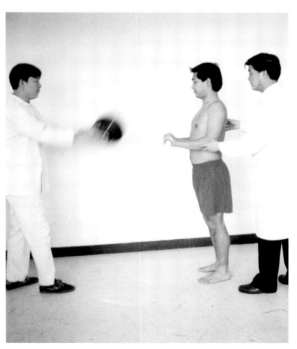

图 6-46　肘屈曲位击球训练

## 6.14 踝关节主动跖屈训练

目　　的：（1）抑制屈肌联带运动对下肢运动功能的影响。

　　　　　（2）改善踝关节主动跖屈功能。

方　　法：（1）治疗者诱导患者在坐位、立位姿势下的踝关节主动跖屈功能。患者面向墙壁呈立位姿势，健侧手轻轻扶墙壁，足跟翘起，同时膝关节屈曲，头保持原来的高度。治疗者矫正患者的姿势，使其脊柱伸展，腹部肌肉紧张，足趾伸展（图6-47）。

　　　　　（2）患者在练习后要达到手离开墙壁，独立维持平衡，反复进行抬足跟运动。

　　　　　（3）对于踝关节主动跖屈有困难的患者，治疗者一手控制患者患侧足趾伸展，另一手扶其足跟，协助踝关节进行跖屈运动（图6-48）。

　　　　　（4）利用步态矫治仪练习患者患侧前脚掌着地（1、2区灯光熄灭，其余各区亮灯，然后再练习维持拇指区及四趾区灯亮，其余各区熄灭）（图6-49）。

注意事项：（1）足趾不得屈曲。

　　　　　（2）踝关节不得出现内翻。

　　　　　（3）在双侧膝关节屈曲时，躯干要充分伸展。

　　　　　（4）此动作是患侧下肢步行时支撑末期的重要基本功，应熟练掌握。

　　　　　（5）在完成动作时，要注意髋关节充分伸展，膝关节尽量屈曲。

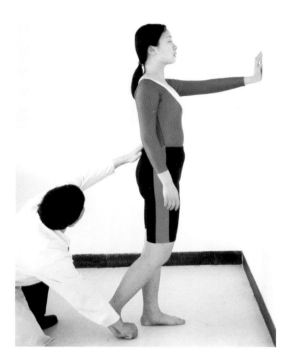

图 6-47 患侧踝关节主动跖屈（足趾
不屈曲）的训练

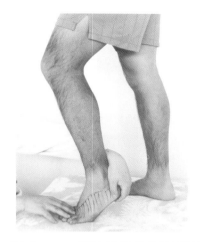

图 6-48 辅助踝关节跖屈手法
（抑制足趾屈曲）

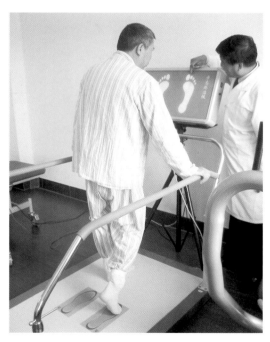

图 6-49 利用步态矫治仪练习
患足足尖蹬地

191

## 6.15 平衡反应诱发训练

### 6.15.1 坐位平衡反应诱发训练

坐位平衡反应是脑皮质水平的反应，在婴儿10～12个月时出现，保持一生。若坐位平衡反应受到破坏，则患者不能独立保持坐位姿势。

目　　的：（1）诱发患者坐位平衡反应。

（2）提高日常生活动作能力。

方　　法：（1）患者取端坐位（椅坐位），在治疗者的保护下完成躯干的屈曲、伸展、左右倾斜及旋转运动（图6-50）。

（2）患者坐在高台上，治疗者手握患者的小腿向两侧摆动，破坏患者身体的平衡，诱发患者头部、躯干向正中线旋转和一侧上下肢外展的调整反应。

（3）当患者能独立保持坐位时，令其侧屈、肘支撑，然后完成独立坐起（图6-51）。

注意事项：（1）坐位平衡反应训练应分别在长坐位与端坐位进行。

（2）训练要循序渐进，防止患者精神紧张和加重痉挛。

（3）防止出现躯干痉挛或代偿动作导致的独立坐位，因这种坐位会使患者活动范围变小，痉挛加重，进而限制患者运动功能的改善。

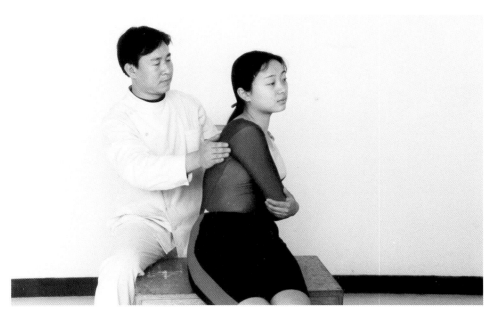

图 6-50 坐位姿势变换及保持训练

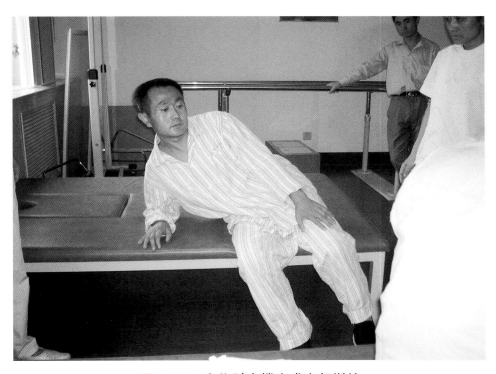

图 6-51 坐位肘支撑完成坐起训练

## 6.15.2 膝手卧位平衡训练

目　　的：加大平衡反应难度，提高平衡反应水平。

方　　法：（1）患者取膝手卧位，在能控制姿势的情况下，完成重心向前后的
转移（图6-52）。

（2）在患者能较好地控制膝手卧位后，练习三点支撑、两点支撑。
将一侧上肢和另一侧下肢抬起，保持姿势的稳定。治疗者可根
据患者的情况予以辅助或稍加外力破坏姿势的稳定，诱发患者
的调整反应（见图6-53）。

注意事项：（1）当患者完成有困难时，可以将被卷、枕头、滚筒、楔形垫等物
品置于腹部下方，在疲劳或动作失败时支撑身体。

（2）在练习患侧上肢支撑身体时，要注意对肘关节和肩关节的保护，
防止外伤。

（3）在年长患者训练时，要注意其脉搏的变化。

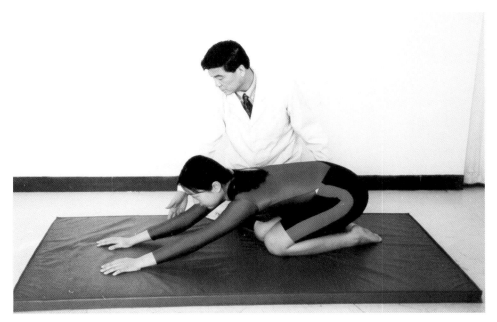

图 6-52　膝手卧位的重心转移训练

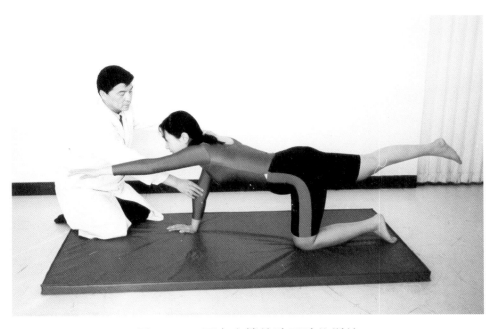

图 6-53　两点支撑的膝手卧位训练

## 6.15.3 跪位平衡训练

跪位平衡反应是在幼儿 15 个月时出现并维持终生的反应。此反应若受到破坏，患者则不能独立步行。

目　　的：（1）诱发跪位平衡反应。

　　　　　（2）提高日常生活动作能力。

方　　法：（1）让患者在肋木前取跪位，双手握住肋木，保持身体的稳定，治疗者在患者后面，协助其控制骨盆，调整姿势。让患者在维持正确姿势的情况下逐渐放开双手，达到独立跪位的水平。治疗者根据患者的情况，或给予协助，或施加外力破坏其平衡，诱发患者的调整反应（图 6-54）。

　　　　　（2）当患者达到独立跪位水平时，练习单腿跪位，治疗者控制患者的双肩，用膝关节调整患者骨盆的位置，使其髋关节充分伸展，躯干保持正直（图 6-55）。

　　　　　（3）练习跪位步行，治疗者双手控制患者肩部，使其躯干出现正常的旋转（图 6-56）。

注意事项：（1）训练初期，练习静态的姿势控制，然后增加难度，施加外力破坏姿势的稳定，诱发调整反应，要在掌握前期动作的情况下提高难度。

　　　　　（2）在进行跪位步行训练时，注意髋关节要充分伸展，骨盆与双肩向相反方向旋转。

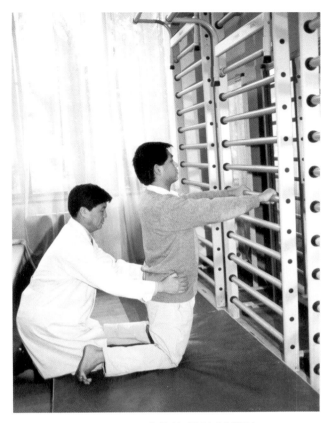

图 6-54　跪位姿势控制训练

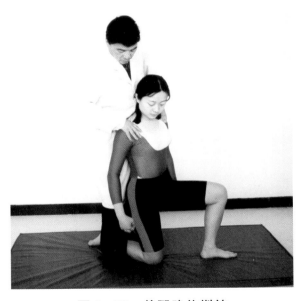

图 6-55　单腿跪位训练

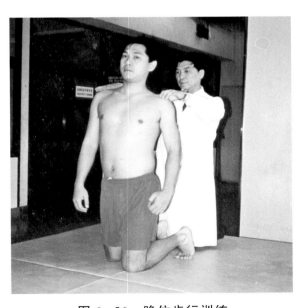

图 6-56　跪位步行训练

## 6.15.4 立位平衡及生物反馈训练

立位平衡反应在幼儿15~18个月时出现，维持终生，是人类步行的基本条件。当立位平衡反应受到破坏时，即使四肢功能正常，也不能独立步行。无论是什么原因导致的平衡功能障碍，都会造成患者跌倒的危险。因此，不仅仅偏瘫患者应注意平衡功能的评价与训练，眼科、耳鼻喉科、骨科疾病的患者或是高龄的健康人也均应做平衡功能的检测，防止跌倒。

目　　的：（1）诱发平衡反应。

（2）为独立步行打基础。

方　　法：（1）训练患者在平行杠内保持站立姿势和进行重心的双下肢转移。将平衡板置于平行杠内，患者与治疗者均立于板上。治疗者双手调整患者的立位姿势，然后用双足缓慢地摇动平衡板，破坏患者身体的平衡，诱发头部及躯干的调整反应（图6-57）。

（2）利用平衡仪进行八个不同模式的测试，判断患者平衡功能有无异常，对跌倒危险指数超过38的患者均应进行平衡仪诊断，明确其平衡功能障碍的原因，是中枢性的还是本体感觉障碍，是视力障碍还是骨科疾病。然后将量化结果记入病历，根据平衡障碍的不同性质，在平衡仪中选择相应的训练方案（图6-58）。

（3）患者站在平衡障碍评价训练仪的平板上（带有传感器的平台），双侧上肢自然下垂，掌心朝向体侧，看屏幕上设计的各种图形，并按图形要求完成立位重心的调整。治疗者可以根据患者的年龄、平衡水平设计图案、彩色图标等，利用患者视觉进行反馈训练；还可以根据屏幕显示的情况下达调整口令，利用听觉进行反馈训练（图6-59）。

注意事项：（1）在进行立位训练时，要将平衡板置于平行杠内，确保患者安全。

（2）平衡板摇摆的速度要缓慢，减少患者精神紧张。

（3）生物反馈室要安静，保证患者精力集中。

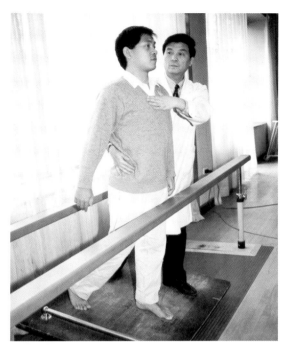

图 6-57　身体重心前后移动的立位
　　　　平衡反应诱发训练

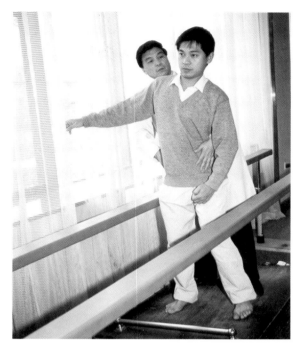

图 6-58　身体重心左右移动的立位
　　　　平衡反应诱发训练

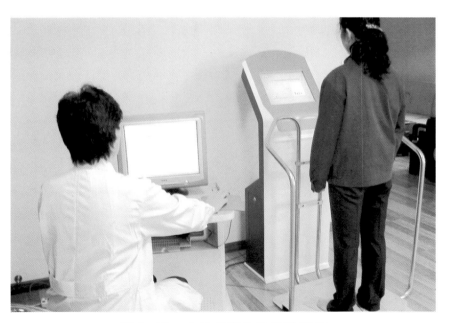

图 6-59　立位平衡生物反馈训练

# 7. 步行训练法

## 7.1 辅助步行训练

### 7.1.1 抑制上肢联合反应的步行训练

目　　的：（1）抑制躯干侧屈和上肢联合反应。

（2）使患者体会正确的步行感觉。

（3）调整患者立位躯干的正常对线关系。

方　　法：（1）治疗者协助患者患侧上肢肩关节屈曲90度，一手控制患者肘关节于伸展位，并用肘关节抵住患者胸廓，协助患者矫正躯干侧屈。另一手维持患者腕关节背伸、手指伸展及拇指外展（图7-1）。

（2）治疗者利用外力诱导患者重心向前移动行走。

（3）利用肘关节支具和手痉挛抑制支具，使患肢在肘关节伸展、手指伸展、拇指外展的状态下练习步行，以抑制上肢的联合反应和痉挛对下肢的影响，体会正常的运动感觉（图7-2）。

注意事项：（1）步行时两肩保持水平。

（2）躯干正直，不得出现侧屈。

（3）上肢肘关节伸展，肩关节屈曲、外展。

（4）保持手指伸展、拇指外展位。

（5）在矫正躯干侧屈及上肢联合反应异常模式（图7-3）的基础上进行步行训练。

（6）在训练结束时，将支具解除，让患者在休息时维持上肢松弛的状态。

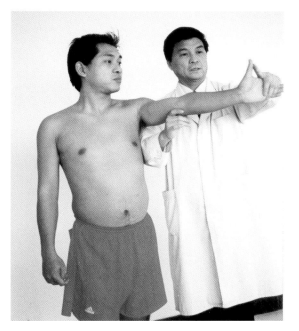

图 7-1 矫正躯干侧屈抑制上肢屈肌
　　　　痉挛的方法

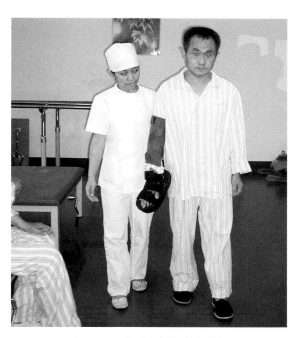

图 7-2 戴支具的步行训练

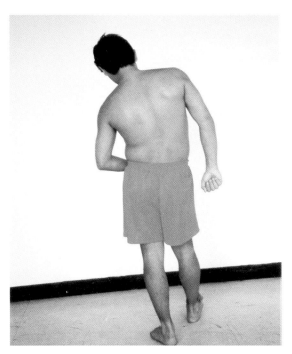

图 7-3 躯干侧屈及上肢联合
反应的异常模式

## 7.1.2 步行的基本功能训练

步行能力的提高及异常步态的矫正需要相关功能的支持，例如，支撑相的足跟着地；身体重心前移，全足着地；足跟抬起，前脚掌着地；髋关节充分伸展，膝关节最大程度屈曲；支撑末期的足尖蹬踏，等等。因此，步行的训练应注重基本功的训练。

目　　的：（1）练习立位平衡。

（2）提高单腿站立的控制能力。

（3）抑制下肢痉挛模式。

（4）强化下肢分离运动模式。

（5）理解步行支撑相与摆动相的动作要领。

（6）正确掌握步行必须具备的基本功能。

方　　法：（1）患者立于步态矫治仪平板上，患侧完成支撑相的足跟着地期动作，屏幕足跟处（1、2区）灯光闪烁，其余部分不得闪烁（图7-4）。

（2）当1、2区可以维持闪烁时，完成全脚支撑期，重心前移至患者正上方（1~6区），灯光闪烁或交替闪烁，不得出现任何一区的持续灯光熄灭现象。

（3）重心前移，髋关节充分伸展，膝关节屈曲，足跟抬起（1、2区）熄灭，前脚区（3~6区）不得熄灭。

（4）足尖蹬地（5、6区）维持闪烁，并在口令下达后迅速蹬踏，（5、6区）灯光熄灭（图7-5）。

（5）练习患侧下肢单腿站立，1~6区交替闪烁。

注意事项：（1）对下肢分离运动较充分的患者进行本训练。

（2）在训练过程中，注意躯干、下肢保持正确姿势，不可单纯强调灯光闪烁。

（3）重点在于动作的准确性，不宜疲劳。

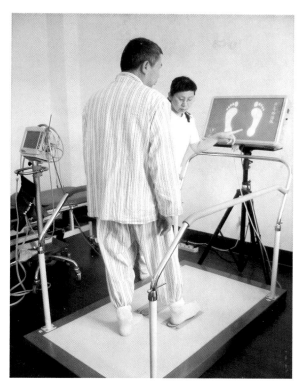

图 7-4　足跟着地训练

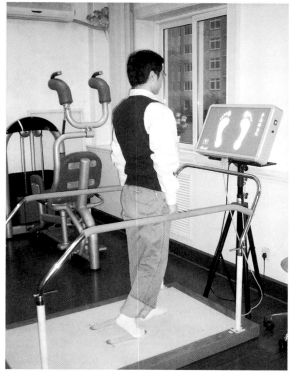

图 7-5　足尖离地训练

## 7.1.3 控制双肩步行训练

目　　的：（1）改善步行的协调性。

（2）抑制下肢痉挛。

（3）促进身体两侧的相互作用及步行的对称性。

方　　法：（1）治疗者位于患者身后，双手轻轻搭在患者肩上（拇指在后，四指在前），当患肢处于支撑相，健侧下肢迈出时，在足跟着地前，患者健侧肩胛骨向后方旋转，可以防止患足外旋（图7-6）。

（2）当患肢处于摆动相时，治疗者诱发患者双上肢呈对角线摆动。双侧上肢有节奏地自然摆动，可导致躯干的旋转，对正常步态的诱发有明显的效果（图7-7）。

注意事项：（1）治疗者的手法要与患者的步伐一致。

（2）治疗者的控制要符合正常的步行模式，不得有误。

（3）当患者步行逐渐正常时，辅助量要减少。

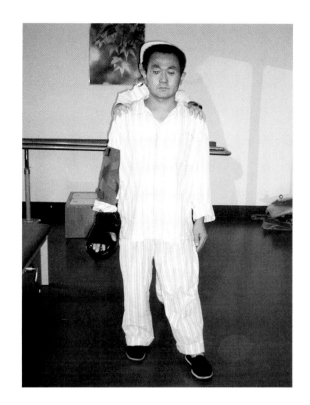

图 7-6　控制肩关节协助完成
　　　　患侧下肢站立相训练

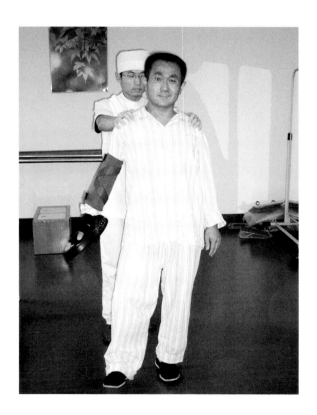

图 7-7　控制肩关节协助完成
　　　　患侧下肢摆动相训练

## 7.1.4 控制骨盆步行训练

目　　的：（1）防止膝关节出现过伸展。

（2）矫正步行时骨盆前倾及骨盆上抬。

（3）改善平衡功能，矫正异常步态。

方　　法：（1）治疗者双手置于患者骨盆两侧，用拇指抵住患者臀部，使其髋
　　　　　　关节伸展、骨盆后倾。在健侧下肢处于摆动相时，治疗者协助
　　　　　　患者将重心转移到患足，防止患侧膝关节过伸展，并维持患侧
　　　　　　下肢支撑相的稳定，同时协助患者将重心缓慢地向前方移动
　　　　　　（图7-8）。

（2）当患侧下肢处于摆动相时，髋关节、膝关节放松，足跟向内侧
　　　　　　倾斜，即髋关节外旋。治疗者将患者患侧骨盆向前下方加压，
　　　　　　防止其骨盆上抬，并协助其向前方旋转（图7-9）。

注意事项：（1）控制骨盆步行可以破坏全身的伸肌运动模式，诱发正确的步态。
　　　　　　治疗者要在充分理解步态分析的前提下予以辅助。

（2）要及时调整控制的力度，在控制患者正常步态的基础上，给予
　　　　　　最小的辅助量。

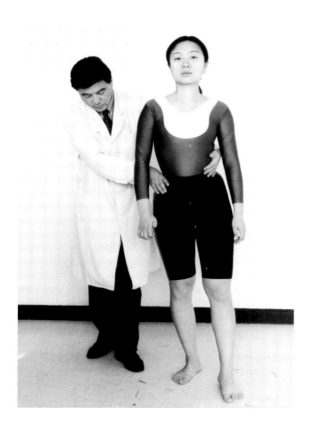

图 7-8　控制骨盆协助完成患侧支撑相
　　　　训练（右侧偏瘫）

图 7-9　控制骨盆协助完成患侧摆动相
　　　　训练（右侧偏瘫）

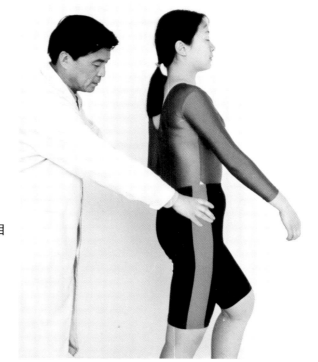

## 7.1.5 诱发摆动相训练

目　　的：（1）克服步行时胸椎屈曲、躯干侧屈、重心后移导致的患侧摆动相困难。

（2）使患者体会正确的运动感觉。

方　　法：（1）治疗者一手置于患者胸骨下段，另一手置于其背部大约相同高度的位置，双手固定患者胸廓，手指向上方用力提拉，并与步行频率一致，将患者身体向前方诱导（图7-10）。

（2）治疗者的提拉动作与患者同步，通过双手辅助，诱发患侧下肢的摆动相（图7-11）。

注意事项：（1）治疗者的辅助要结合患者的实际步行能力，如躯干的旋转、步行的速度等。

（2）要求患侧下肢步幅加大，出现摆动相的反应。

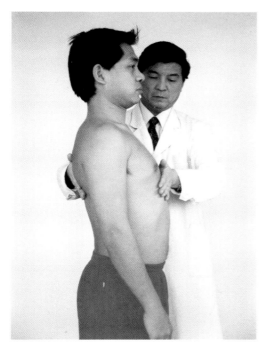

图 7－10　加强躯干稳定性训练

图 7－11　增大步幅，诱发正常
　　　　　摆动相的步行训练

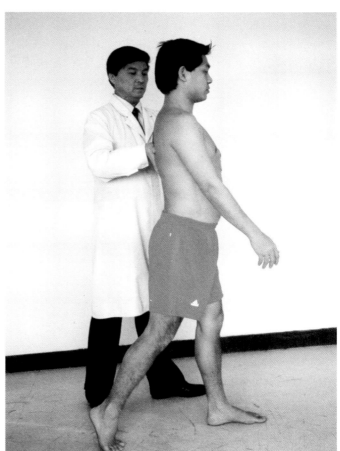

## 7.1.6 向患侧横向迈步训练

目　　的：（1）改善患者立位平衡功能。

（2）易化患者髋关节伸展、外展，膝关节屈曲的分离运动。

（3）提高实用性步行能力。

方　　法：（1）治疗者立于患者患侧，一手置于其患侧腋窝，使患侧躯干伸展，另一手置于其健侧骨盆，使其身体重心移向患肢。然后嘱患者将健侧下肢从患侧下肢前方横向迈出（图7-12）。

（2）患侧下肢从健侧下肢后方向患侧方迈出，治疗者可用旋转患者患侧躯干和骨盆的方法协助其完成动作。当步行能力改善时，逐渐减小旋转的角度。

（3）当患者能控制骨盆和下肢时，治疗者双手置于患者肩部，根据患者的能力给予辅助，或施加外力破坏患者的平衡，增加步行难度（图7-13）。

（4）当患者完成出色时，治疗者扶患者患肢，给予外力，突然改变运动方向，使患者出现横跨步的反应（图7-14）。

注意事项：（1）突出骨盆运动，骨盆向患侧移动，使重心转移至患侧下肢。

（2）膝关节不得出现过伸展。

（3）无论健侧还是患侧迈步，均要保持双足行进路线平行。

（4）在治疗者施加外力破坏患者平衡时，要注意安全，尽量使患者成功，以增强信心。

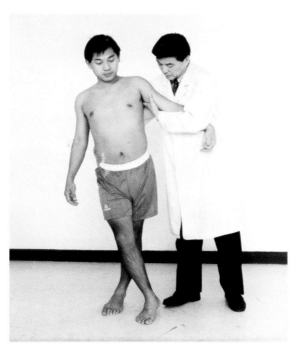

图 7-12 向患侧迈步的辅助方法
（左侧偏瘫）

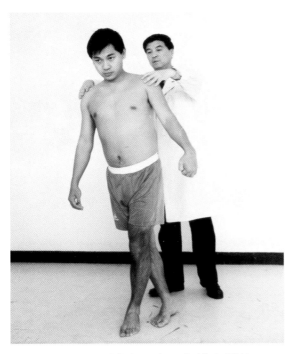

图 7-13 辅助双肩易化横步训练
（左侧偏瘫）

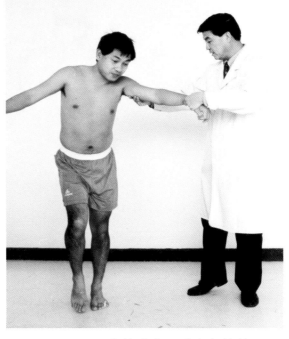

图 7-14 突然改变运动方向使其
出现快速横向迈步

## 7.1.7 向健侧横向迈步训练

目　　的：（1）改善平衡，提高步行能力。

（2）促使下肢肌肉活动，改善步态。

方　　法：（1）治疗者一手置于患者患侧骨盆，另一手放在其健侧肩部，位于肩部的手调整其躯干的姿势，位于骨盆的手协助其身体重心的转移。令患者患侧下肢在健侧下肢前方横向迈步，迈出的患足要与健足平行（足尖方向一致）(图7-15）。

（2）再将健侧下肢向健侧方向迈出。治疗者双手可置于患者骨盆处，协助其控制身体的平衡和重心的转移（图7-16）。

（3）治疗者利用上肢协助患者控制患侧躯干的伸展（图7-17）。

注意事项：（1）在患侧下肢迈步时，治疗者左手给予辅助。

（2）在健侧下肢迈步时，治疗者双手合力协助患者维持身体的稳定。

（3）在横向步行时始终保持躯干的姿势，防止侧屈。

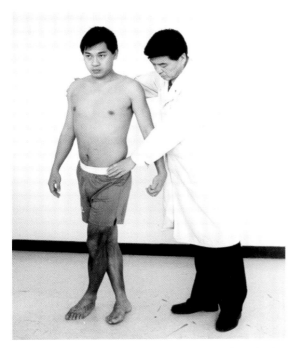

图 7-15　患侧足向健侧迈出的辅助方法

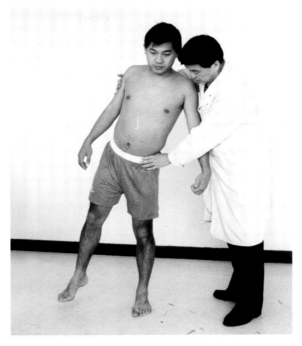

图 7-16　健侧足向健侧迈出的辅助方法

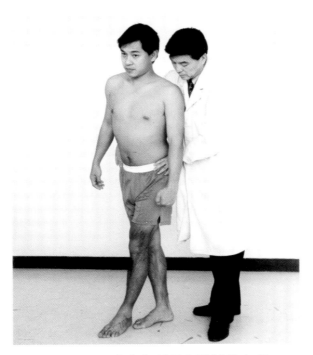

图 7-17　治疗者利用上肢辅助患者
患侧躯干伸展的方法

## 7.1.8 向后方倒退步训练

目　　的：（1）抑制患侧下肢伸肌联带运动。

（2）诱发髋关节伸展，膝关节、踝关节屈曲的分离运动。

（3）强化步行基本功训练。

方　　法：（1）治疗者一手将患者足趾保持背伸位，另一手置于其患侧臀部，协助患者，防止出现骨盆向上、向后方移动（图7-18）。

（2）患者一手扶于治疗台上，将患侧下肢放松，由治疗者辅助，将膝关节、踝关节屈曲，向后方迈出一小步，如此反复练习。当无抵抗感时，治疗者指示患者健手离开治疗台，独立完成，治疗者的辅助量逐渐减小（图7-18）。

（3）健侧患侧交替练习，当达到稍加辅助就能够完成的水平时，开始学习倒退步行。治疗者一手置于患者下腹部，使躯干前屈，另一手置于其骨盆的后面，保持骨盆水平，并将重心向后诱导。患者按以上要领完成倒退步行练习。

注意事项：（1）患侧骨盆不得出现上抬动作。

（2）背部伸肌放松，防止利用全身伸展模式（图7-19）。

（3）当患肢抬起时，往往伴有踝关节内翻，要嘱咐患者足跟向内侧（健侧下肢）方向偏歪。

（4）随着动作质量的改善逐渐加快速度。

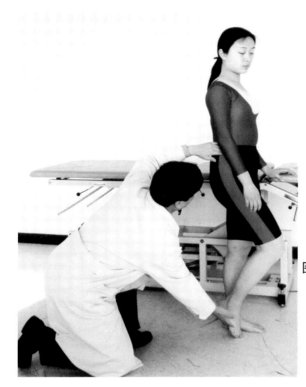

图 7－18　体会患肢向后迈步的运动
　　　　　感觉（右侧偏瘫）

图 7－19　利用全身伸展模式向后
　　　　　迈步的错误动作

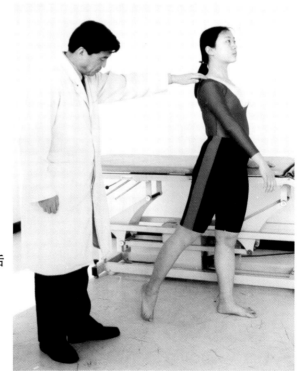

## 7.2 持球步行训练

目　　的：（1）改善躯干的稳定性。

（2）诱导身体重心向前移动。

（3）加大患肢步幅。

方　　法：（1）患者双手抱球，重心向前移，抑制上肢肘关节屈曲和手指屈曲（图7-20）。

（2）治疗者协助患者双手固定球体，在向前诱导球体的同时，随着步行向两侧轻度摆动诱发躯干旋转（图7-20）。逐渐减小治疗者的辅助量，使患者达到独立持球步行（图7-21）。

注意事项：（1）双肩保持水平。

（2）双手手指伸展，手掌与球体紧密接触。

（3）步幅尽量加大，速度由慢逐渐加快。

（4）训练中注意矫正步幅小、柔韧性差的异常模式（图7-22）。

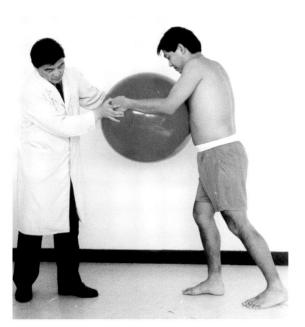

图 7-20　持球步行训练的辅助方法

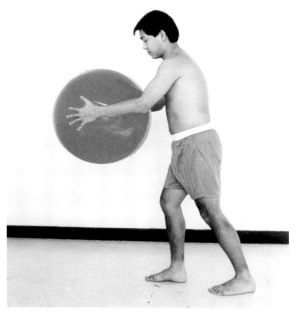

图 7-21　独立持球步行

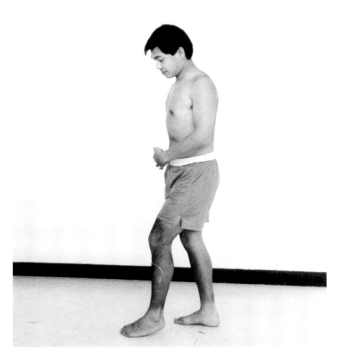

图 7-22　躯干稳定性差，步行谨慎，步幅小

## 7.3 双手持棒步行训练

目　　的：(1) 矫正步行时躯干后倾的错误模式。

　　　　　(2) 加大步幅。

　　　　　(3) 抑制步行时的上肢联合反应。

方　　法：(1) 患者双侧上肢肩关节屈曲 90 度，肘关节伸展，双手握体操棒，
　　　　　　　　治疗者协助患者患手握棒及维持正确姿势（图 7-23）。

　　　　　(2) 患者用体操棒推治疗者，治疗者予以对抗，根据推力的大小指示
　　　　　　　　患者调整动作。患者在躯干正常前倾的状态下练习步行（图 7-
　　　　　　　　24）。

注意事项：(1) 在患手握体操棒时保持腕关节背伸。

　　　　　(2) 患者腰椎保持伸展，腹部不得前凸（图 7-25），前倾的运动轴
　　　　　　　　位于双侧踝关节。

　　　　　(3) 无论在步行周期的哪一个阶段，髋关节不得向后方活动。

　　　　　(4) 躯干始终保持前倾，重心不得向后移动。

　　　　　(5) 若患手抓握体操棒有困难，可用偏瘫手固定支具。

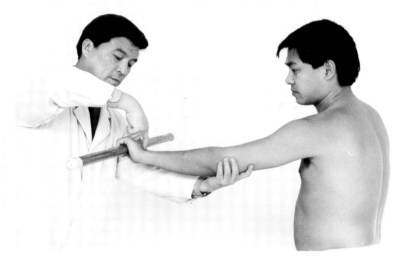

图 7-23　患手持棒的姿势

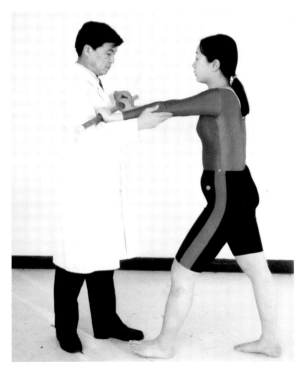

图 7-24　用体操棒推治疗者，
　　　　诱导躯干前倾

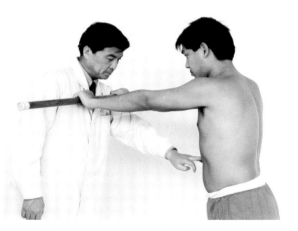

图 7-25　躯干伸展收腹控制训练

# 7.4 抗阻力步行训练

目　　的：（1）诱导躯干前倾。

　　　　　（2）刺激腹部肌肉活动。

　　　　　（3）抑制上抬骨盆和踝关节跖屈。

方　　法：（1）治疗者掌指关节屈曲，手指的背侧置于患者胸骨上 1/3 处，患者身体重心前倾支撑于治疗者的手上，对抗治疗者向后施加的外力（图 7-26）。

　　　　　（2）患者在身体重心前倾的同时练习步行。部分患者会诱发出踝关节的背伸（图 7-27）。

注意事项：（1）躯干保持伸展，身体的轴线呈一条直线。

　　　　　（2）防止躯干后倾、骨盆上抬。

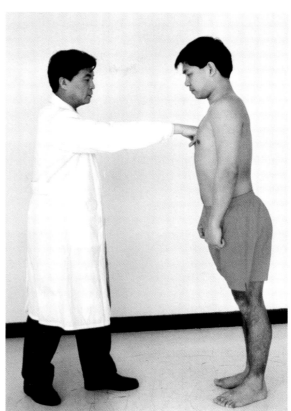

图 7-26　患者对抗治疗者的外力，
　　　　　以踝关节为轴身体前倾

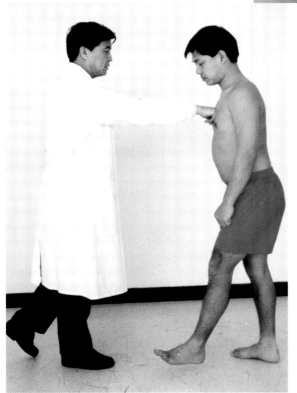

图 7-27　患肢有效地完成摆动相
　　　　　踝关节背伸运动

# 7.5 防止膝关节过伸展步行训练

目　　的：（1）诱导患侧下肢髋关节伸展。

（2）促进膝关节屈曲，防止膝关节过伸展（图7-28）。

方　　法：（1）治疗者位于患者患侧，一边和患者同步前进，一边用手支撑其患侧肘关节，使上肢伸展，诱导重心前移（图7-29）。

（2）治疗者另一手五指并拢，掌指关节屈曲，当患者患侧下肢摆动至前方，足跟刚刚着地时，叩击其患侧臀部，以诱导髋关节伸展，待患侧下肢摆动相开始时，则抬手做下一次叩击的准备（图7-29）。

注意事项：（1）此手法应用于髋关节向后方移动的患者。

（2）叩击的时间和力度要适当。

（3）注意矫正患侧下肢于支撑相时膝关节出现过伸展。

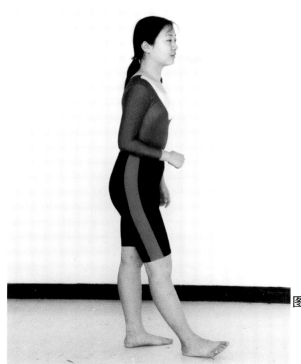

图 7-28　患侧下肢支撑相膝关节过伸展

图 7-29　支撑相叩击髋关节
　　　　伸肌上方训练步行

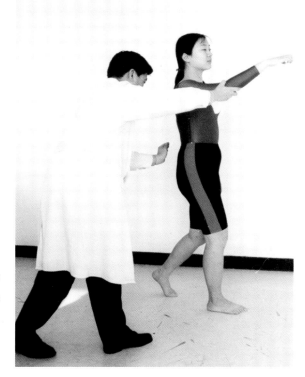

# 7.6 缩小步幅的步行训练

目　　的：缩小两足间步幅的距离。

方　　法：（1）治疗者在地面上画一条直线，患者双侧髋关节外旋，双足足弓通过直线练习步行。治疗者一手置于患者股骨近端辅助其髋关节伸展，另一手置于其对侧骨盆，辅助健侧下肢踏在直线上（图7-30）。

　　　　　（2）当患者双足均能踏在直线上步行时，治疗者一手置于患者的胸骨角，另一手置于其胸椎部，维持胸廓的稳定（图7-31）。

　　　　　（3）治疗者可将双手置于患者双肩，拇指抵于其肩胛骨后面，使肩胛骨内收，辅助躯干伸展（图7-32）。

注意事项：（1）双足均要踏于直线上。

　　　　　（2）躯干要保持正确姿势。

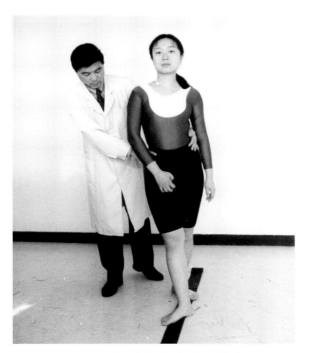

图 7-30 沿直线行走骨盆辅助法

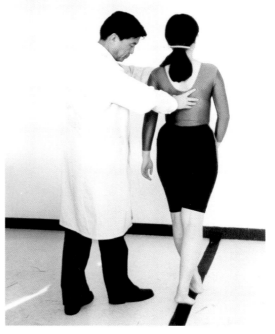

图 7-31 沿直线行走胸廓辅助法

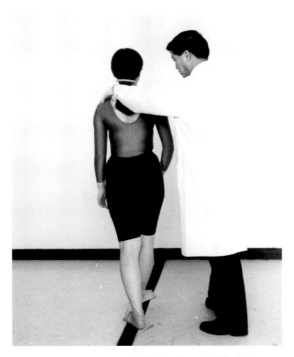

图 7-32 沿直线行走双肩辅助法

## 7.7 步行节奏性训练

### 7.7.1 拍球步行训练

目　　的：（1）诱导重心前倾。

　　　　　（2）促使患侧膝关节屈曲。

　　　　　（3）分散患者的注意力，训练步行的自如性。

　　　　　（4）改善步行节奏。

方　　法：（1）患者用健侧手边拍球边行走，节奏和方法可根据患者的具体情
况设计（可用小球）。

　　　　　（2）用较大的巴氏球，在治疗者的帮助下，患者双手抱球、拍球、
接球，在此训练基础上，根据患者情况设计边拍球边行走的训
练（图7-33、图7-34）。

　　　　　（3）嘱患者双手交叉，肩关节屈曲，肘关节伸展，前臂托球练习行
走（图7-35）。

注意事项：（1）在患者抱大球步行时，患侧肘关节尽量伸展，腕关节背伸，易
化上肢分离运动。

　　　　　（2）随着患者水平提高增加训练难度，提高步行速度。

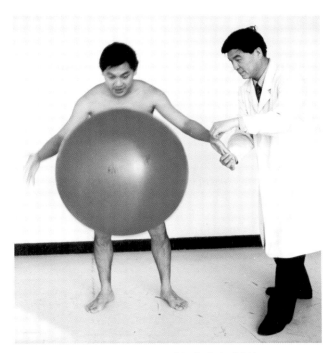

图 7-33 双手接球步行训练

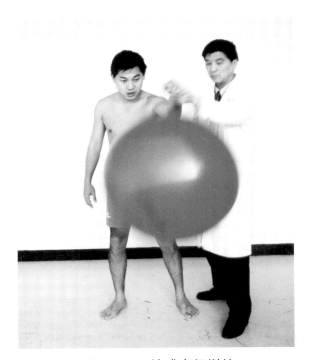

图 7-34 拍球步行训练

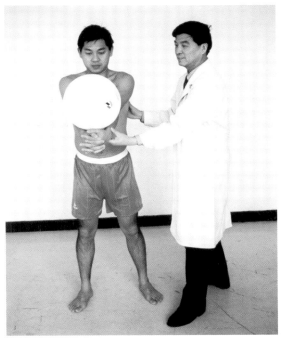

图 7-35 双手托球步行训练

## 7.7.2 击掌步行训练

目　　的：（1）诱导步行时身体重心前移。

（2）矫正患侧膝关节过伸展。

（3）转移患者注意力，提高实用性步行能力。

方　　法：（1）患者边击掌边行走，每当足跟踏地时击掌，使步行节奏与掌声一致（图7-36）。

（2）可以根据患者的步行能力设计步行方案，如节奏的快慢、起步和停止的信号等，也可利用节拍器作为同步节奏信号（图7-37）。

注意事项：（1）节拍器的节奏从缓慢开始，逐渐加速，节奏要变换，脚步与节奏吻合。

（2）随着患者水平的提高，可以增加难度，提高步行训练的实用性。

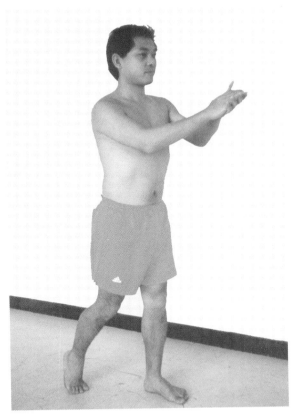

图 7-36　击掌步行训练

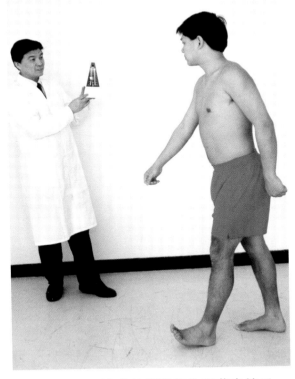

图 7-37　按节拍器进行步行节奏练习

# 8. 上肢功能训练法

## 8.1 肩胛带控制训练

### 8.1.1 肩胛骨运动训练

目　　的：（1）提高肩胛胸廓关节运动功能。

（2）矫正肩胛骨后撤、下沉的异常姿势。

（3）缓解上肢痉挛。

方　　法：（1）在对肩胛胸廓关节施被动运动训练手法时，患者取坐位，治疗者一手扶患者患侧上肢近端，一手托住其肩胛骨下角，辅助患者完成肩胛骨上举-外展-下降-内收运动。先完成逆时针方向运动，然后根据患者情况进行相反方向的运动。随着主动运动的出现，逐渐由被动运动过渡到辅助主动运动、主动运动（图8-1）。

（2）患者健侧手搭在患肩上，完成肩关节向自己鼻子方向的运动，使肩胛骨前伸，矫正肩胛后撤的异常姿势（图8-2）。

（3）患者取立位，患侧上肢肘关节伸展，腕关节背伸，手指外展、伸展，置于治疗台上。治疗者协助患者控制其肘关节于伸展位，患者身体向患侧倾斜，呈患侧躯干伸展、肩胛骨上举的抑制痉挛体位（图8-3）。

（4）患者取患侧在上方的侧卧位，治疗者一手置于患者肱骨近端，前臂支撑患者患侧上肢，使肩胛骨处于正常解剖位置，治疗者的另一手固定患者肩胛骨下角，协助患者完成肩胛骨上抬动作。然后，治疗者将位于患者肱骨下方的手换位到肩胛骨的上方，协助其完成肩胛骨下掣动作（图8-4）。

注意事项：（1）训练时患者应保持放松状态。

（2）患肢负重练习要逐渐加大负荷。

（3）坚持经常练习，若每日仅在训练室内训练，则效果欠佳。

（4）在进行患侧卧位训练时，不得牵拉上肢，以防出现肩关节软组织损伤。

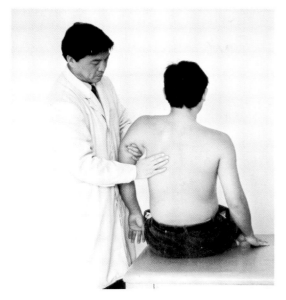

图 8-1　肩胛胸廓关节被动运动

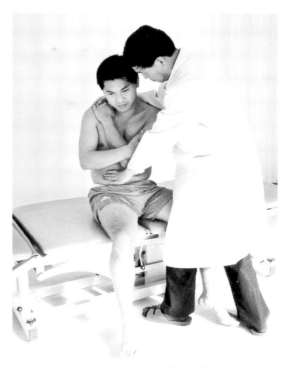

图 8-2　肩胛骨前伸训练

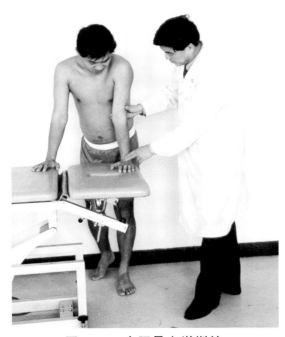

图 8-3　肩胛骨上举训练

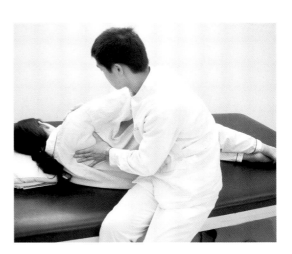

图 8-4　侧卧位训练肩胛胸廓
　　　　关节的手法

## 8.1.2 肩胛带负重训练

目　　的：（1）提高肩胛带的控制能力。

　　　　　（2）缓解上肢痉挛。

方　　法：（1）患者面向治疗台，双手支撑于治疗台上。为缓解患者上肢痉挛，治疗者协助患者完成患侧上肢肘关节伸展位，腕关节背伸，手指伸展，让患者身体重心前移，用上肢支撑体重，然后完成重心向左右交替转移，骨盆前倾、后倾，练习肩关节各方向的控制（图8-5）。

　　　　　（2）患者背向治疗台，双侧上肢伸展、外旋，腕关节背伸，手指伸展，支撑在治疗台上，髋关节、膝关节伸展，使臀部离开治疗台，上肢充分负重。完成骨盆前倾、后倾运动，调整肩关节的负重（图8-6）。

　　　　　（3）患者取膝手卧位，治疗者协助患者完成患侧上肢肘关节伸展，根据患者上肢负重水平，用移动身体重心的方法调整负荷。治疗者可在患者肩胛骨处施加外力，或垂直向下，或前后左右轻轻摆动，固定上肢远端，活动近端，缓解上肢痉挛（图8-7）。

注意事项：（1）在训练时，不得出现关节疼痛。

　　　　　（2）在病房内坚持训练，逐渐增加训练次数。

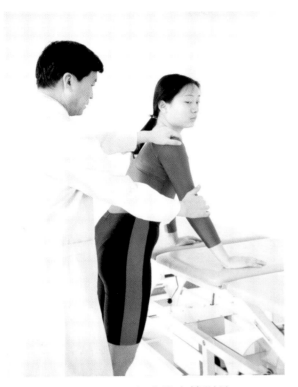

图 8-5　双上肢前支撑训练

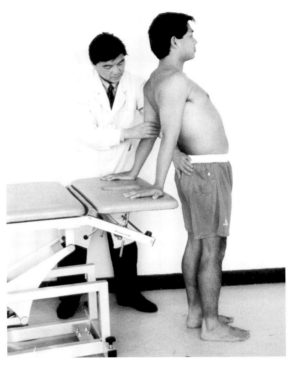

图 8-6　双上肢后支撑训练

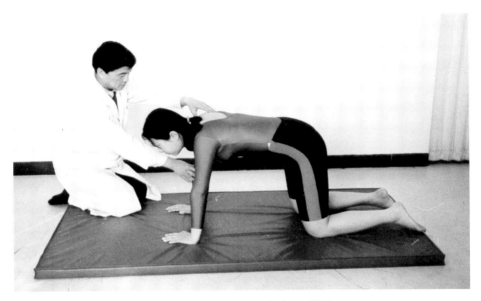

图 8-7　膝手卧位肩负重训练

## 8.1.3 关节压缩训练

目　　的：（1）提高患侧肢体的负重能力。

　　　　　（2）改善本体感觉障碍。

方　　法：（1）患者取前臂支撑的俯卧位，肘关节屈曲90度，前臂和手掌支撑
　　　　　　　　于床面，双手用力下压，颈部呈45度伸展位，治疗者沿患者肩
　　　　　　　　关节垂直方向向下施加压力（图8-8）。

　　　　　（2）患者取坐位，患侧上肢负重，健侧手协助控制患侧肘关节伸展，
　　　　　　　　头转向患侧，重心向患侧上肢转移，压缩肩、肘、腕关节（图
　　　　　　　　8-9）。

注意事项：（1）以上训练方法简单易行，是改善上肢本体感觉的有效方法，要
　　　　　　　　坚持自我训练。

　　　　　（2）治疗者在协助施加外力时要注意均匀用力，逐渐加压，保护肩
　　　　　　　　关节。

　　　　　（3）在利用PT床训练肘支撑时，患者的手不得置于支撑板下方，以
　　　　　　　　防支撑板下落或调节角度夹伤患者。

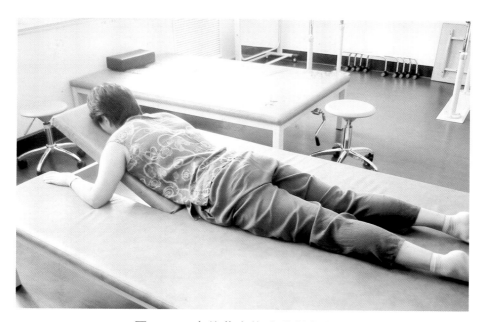

图 8-8 肩关节本体感觉刺激方法

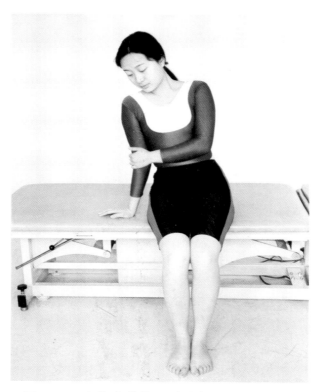

图 8-9 坐位肩关节、肘关节、腕关节本体
感觉刺激方法

## 8.1.4 肩胛带抗阻力训练

目　　的：（1）提高肩胛骨周围肌肉的控制能力。

　　　　　（2）抑制肩胛骨后撤及向外下方旋转。

　　　　　（3）改善肩关节半脱位。

方　　法：（1）患者取患侧在上方的侧卧位，双侧下肢屈曲，患侧肩关节屈曲，
　　　　　　　　肘关节伸展，前臂旋前，腕关节背伸。治疗者握患者患手，沿
　　　　　　　　其上肢纵轴向肩关节处施加压力，患者予以对抗（图8-10）。

　　　　　（2）患者取立位，在治疗者的协助下完成患侧上肢肩关节外展、肘
　　　　　　　　关节伸展、腕关节背伸。治疗者一手握患者患手，沿其上肢纵
　　　　　　　　轴向肩关节轻轻加压，另一手协助患者控制肘关节维持伸展位。
　　　　　　　　这种方法可有效地改善肩胛骨向外下方旋转和后撤（图8-11）。

注意事项：（1）用力要缓和，逐渐加大，随患者抵抗力的大小进行调整。

　　　　　（2）不得产生疼痛，防止牵拉上肢。

　　　　　（3）用力要平稳，不得出现突然加力、减力及冲撞肩关节的手法。

　　　　　（4）利用上肢训练板效果更佳。

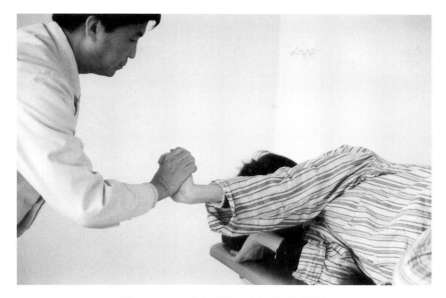

图 8-10　肩关节屈曲抗阻力训练

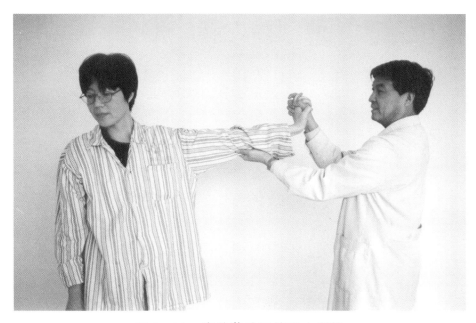

图 8-11　肩关节外展抗阻力训练

## 8.2 抑制上肢痉挛训练法

### 8.2.1 抑制痉挛模式的被动运动训练

目　　的：（1）抑制上肢屈肌痉挛。

　　　　　（2）被动运动上肢近端，改善运动功能。

方　　法：（1）在充分活动肩胛骨的基础上，治疗者一手控制患者患手，使其四指伸展，另一手拇指抵于患者手背，其余四指压迫其患手鱼际肌，并将其拇指伸展、外展。治疗者用前臂固定患者肘关节下方，保持患者呈腕关节背伸、手指伸展、肘关节伸展的体位，轻提其上肢，使肩关节向前伸出，同时完成肩关节上举动作（图8-12）。

　　　　　（2）若患者可以完成上举动作，治疗者在维持患者上肢呈抑制痉挛体位的状态下，使其上肢向水平外展方向运动（图8-13）。当达到90度外展时，稍停片刻，然后嘱患者屈曲肘关节，但不得过度用力，治疗者协助患者患手完成触摸自己前额的动作。

　　　　　（3）维持以上手法，协助完成肩关节屈曲90度的训练（图8-14）。

　　　　　（4）当卧位训练完成较好时，可以改换体位，如坐位或立位的训练（图8-15）。

　　　　　（5）以上运动模式以被动运动为主，当患者能够配合时，可以转换为以辅助为主的辅助主动运动。

注意事项：（1）抗痉挛的被动运动关键在手法。速度缓慢、动作柔和、控制点准确、被动运动与患者的控制相结合，是必不可缺的四大要领。

　　　　　（2）禁忌粗暴手法。硬搬、硬拉的错误手法会导致痉挛加重和软组织损伤。

　　　　　（3）上举运动的活动范围要根据患者肩胛胸廓关节的活动范围予以设定。

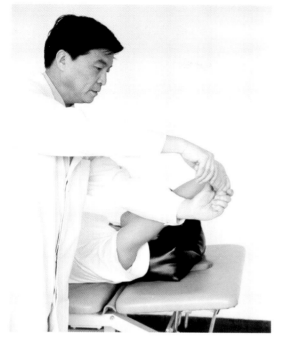

图 8-12　肩关节上举运动训练

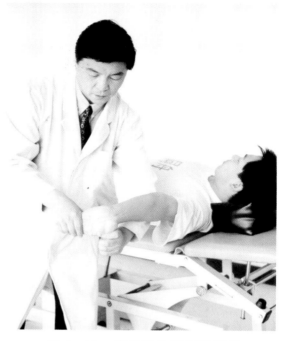

图 8-13　肩关节外展运动训练

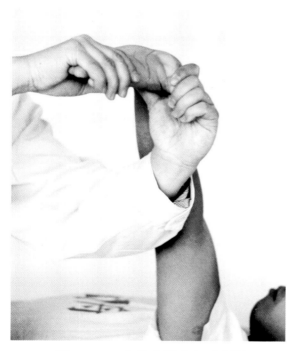

图 8-14　肩关节屈曲运动训练

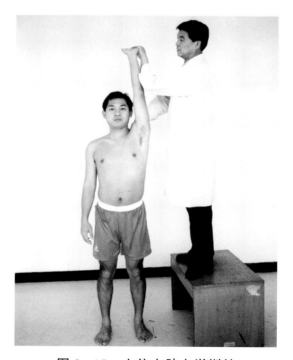

图 8-15　立位上肢上举训练

## 8.2.2 上肢联带运动抑制训练

目　　的：（1）诱发上肢分离运动。

　　　　　（2）缓解上肢痉挛。

方　　法：（1）患者取仰卧位，患侧肩关节屈曲90度，肘关节屈曲90度，对于保持此姿势有困难的患者，治疗者可以给予适量的辅助（图8-16）。

　　　　　（2）治疗者协助患者控制其肘关节上方，维持肩关节屈曲位，诱发肘关节伸展。此运动模式是在破坏上肢屈肌联带运动基础上出现分离运动，对抑制上肢痉挛、提高功能水平均有较好的作用（图8-17）。

注意事项：（1）在开始训练时，治疗者可给予较大的辅助量，逐渐过渡到独立控制姿势水平，最后完成随意运动。

　　　　　（2）在训练中，要以理解和体会运动感觉为主，不可过于用力，防止疲劳。

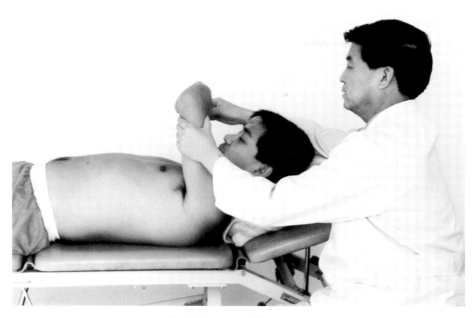

图 8-16　肩关节、肘关节屈曲姿势控制训练

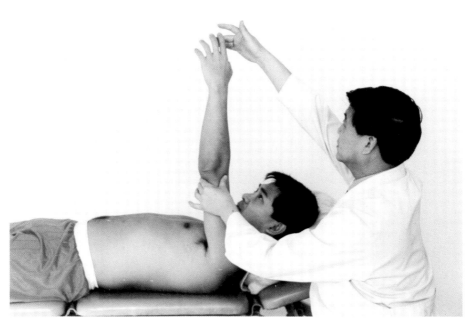

图 8-17　肩关节屈曲、肘关节伸展运动训练

## 8.2.3 滚筒训练

目　　的：（1）抑制患侧上肢屈肌痉挛。

　　　　　（2）诱导患侧上肢出现分离运动。

方　　法：（1）患者在治疗台前取坐位，台面上放置滚筒，患者双手交叉，患
　　　　　　　　侧拇指在健侧拇指上方，双侧腕关节置于滚筒上（图8-18）。

　　　　　（2）治疗者站在患者患侧，嘱患者利用健侧上肢完成以下动作：肩
　　　　　　　　关节屈曲–肘关节伸展–前臂旋后–腕关节背伸，将滚筒推向前方
　　　　　　　　（图8-19）。

　　　　　（3）患者在健侧上肢协助下，完成以下动作：肩关节伸展–肘关节屈
　　　　　　　　曲–前臂旋前，将滚筒退回原位（图8-18）。

　　　　　（4）当患者痉挛出现缓解时，可以改用小滚筒，除去健侧上肢的辅助，
　　　　　　　　完成以上运动模式的主动运动，患者应携带小滚筒，在病房或家
　　　　　　　　中反复练习，以抑制痉挛，提高运动协调能力（图8-20）。

　　　　　（5）以上动作要反复进行。

注意事项：（1）掌握动作要领。

　　　　　（2）治疗者要认真矫正错误动作模式，防止躯干出现代偿动作。

　　　　　（3）运动速度要缓慢。

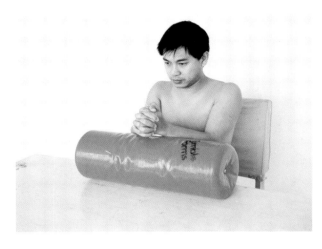

图 8-18　肩关节伸展、肘关节屈曲、腕
　　　　　关节背伸的选择性运动训练

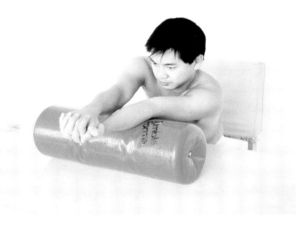

图 8-19　肩关节屈曲、肘关节伸展、前臂旋
　　　　　后、腕背伸的选择性运动训练

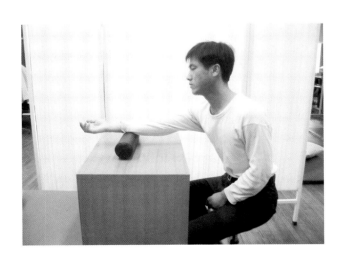

图 8-20　利用小滚筒的自主训练

## 8.2.4 反射性抑制体位训练

目　　的：（1）练习患侧上肢支撑，提高上肢近端控制能力。

（2）抑制患侧上肢屈肌痉挛。

（3）缓解躯干痉挛。

方　　法：（1）患者坐在治疗台前，双足平放于地面，患侧上肢肘关节伸展，腕关节背伸，手指伸展、外展，支撑在凳子上（图8-21）。

（2）治疗者在患者患侧放一块木钉插板，嘱患者躯干旋转，利用健侧手取木钉，放在健侧身旁的木钉板上，然后再将木钉放回原处（图8-22）。

（3）利用肘支具将患肢固定在肘伸展位，再戴上手训练板，根据患者上肢功能水平设计肩关节抗阻训练模式，提高上肢近端控制模式。

注意事项：（1）臀部不得离开凳面。

（2）当健手从患侧取木钉时，重心向患侧上肢转移。

（3）患侧足始终不得离开地面。

（4）在训练时，应利用支具将肘、腕、手指予以固定，重点训练上肢近端，并防止远端痉挛。

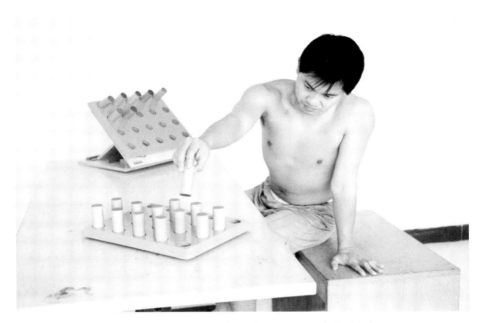

图 8-21 患侧上肢支撑从患侧取木钉训练

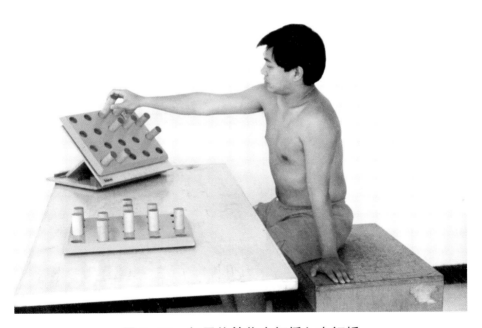

图 8-22 躯干旋转将木钉插入木钉板

## 8.2.5 上肢近端控制训练

目　　的：（1）活动近端，抑制上肢屈肌痉挛。

（2）训练前臂主动旋后功能。

（3）为患者掌握用刀切东西、持杯喝水等日常生活动作打基础。

方　　法：（1）患者取坐位，双手握体操棒，两手与肩同宽，双侧肩关节屈曲，肘关节伸展，支撑在治疗者的腿上，治疗者协助患者握棒，同时维持其腕关节背伸（图8-23）。

（2）治疗者另一手置于患者下腹部，诱导患者脊柱屈曲（图8-23）。

（3）在保持上肢及患手姿势正确的前提下，治疗者的手置于患者脊柱，诱导其躯干伸展（图8-24）。

（4）痉挛被抑制后，患者前臂旋后，单手持棒，保持体操棒呈水平状态。然后在治疗者的指示下完成前臂旋前、旋后控制运动（图8-25）。

注意事项：（1）近端躯干的屈曲、伸展可有效地抑制上肢远端的肌紧张，应坚持训练。

（2）患者上肢支撑在治疗者的腿上，以免造成患侧肩关节损伤。

（3）当以上动作完成后，可改为双手掌心向上（前臂旋后），继续练习，提高分离运动水平。

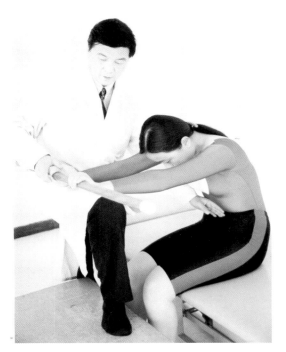

图 8-23　双侧肘关节支撑，躯干屈曲训练

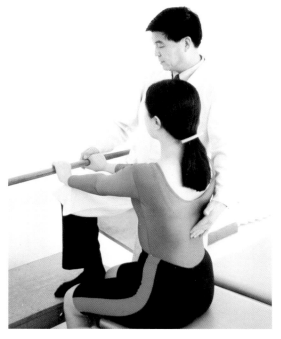

图 8-24　双侧肘关节支撑，躯干伸展训练

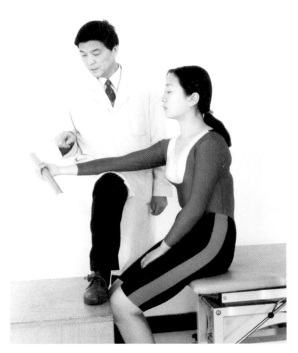

图 8-25　患肢旋后控制训练

# 8.3 上肢分离运动诱发训练

## 8.3.1 患手摸肩训练

目　　的：（1）抑制上肢屈肌联带运动。

（2）诱发上肢分离运动。

方　　法：（1）患者取坐位，躯干伸展，头正，颈直，下肢自然放松，治疗者一手扶患者患肩，另一手轻托其患手，诱导其完成肩关节屈曲、肘关节伸展动作（分离运动）(图8-26)。

（2）治疗者一手固定患者肘关节，另一手轻轻扶其患手手指，完成肩关节屈曲、肘关节屈曲动作，然后让患者用患手摸健侧肩关节（分离运动），完成肩关节屈曲、内收、内旋动作（图8-27）。

（3）以相反的动作顺序返回原姿势。

注意事项：（1）患者双足着地，全身呈放松状态。

（2）动作要缓慢，练习体会正确的动作模式。

（3）治疗者要以正确的动作模式进行输入性训练，若有阻力可逐渐增加辅助力量，及时矫正患者错误的运动模式，抑制痉挛。

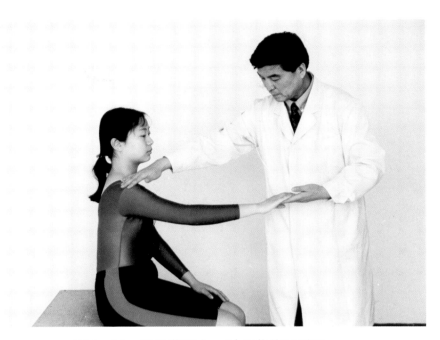

图 8-26　肩关节屈曲、肘关节伸展训练

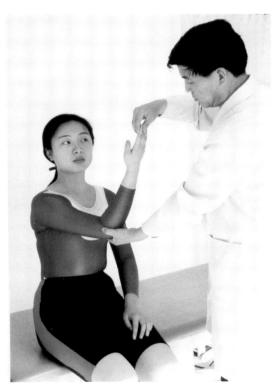

图 8-27　肘关节屈曲、肩关节内收
　　　　　内旋训练

## 8.3.2 肘关节屈曲触头训练

目　　的：（1）抑制上肢痉挛。

（2）强化上肢分离运动。

方　　法：（1）患者取坐位，患手置于健侧肩关节，肘关节上举触头，然后放下肘关节触胸部，如此反复训练，可强化肩关节内收、内旋状态下的肩关节屈伸动作（分离运动）(图8-28)。

（2）在肩关节内收、内旋状态下，患手拍健侧肩关节，反复进行，可有效地缓解上肢痉挛，若患者完成有困难，治疗者可给予辅助（图8-29、图8-30）。

注意事项：（1）躯干伸展，不得低头。

（2）动作速度尽量缓慢。

（3）尽量减少治疗者的辅助量。

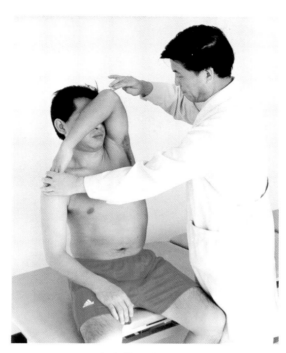

图 8-28　肘关节屈曲、患手摸肩训练

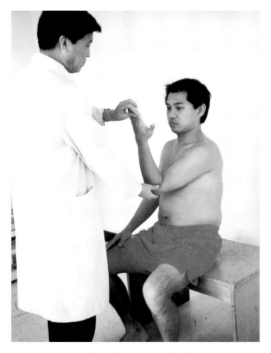

图 8-29　肩关节屈曲、内收、外旋训练

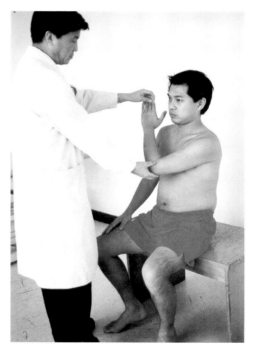

图 8-30　患手拍肩训练

## 8.3.3 肩关节半脱位训练

目　　的：（1）改善肩胛带的弛缓状态。

（2）易化上肢近端的控制功能，抑制远端痉挛。

方　　法：（1）患者在治疗台前取坐位，患手放在球上控制不动。治疗者协助患者调整姿势，使其肩胛骨尽量外展，上肢前伸，两侧肩呈水平状态（图8-31）。

（2）在患者进行控制训练时，治疗者可以与其交谈，分散其注意力。对于控制有困难的患者，治疗者可以协助其患手保持腕关节背伸及远端的固定。根据患者功能水平的不同，可以设计不同的运动模式，加大训练难度（图8-32）。

（3）针对近端弛缓的肌群，如三角肌中部与后部纤维、冈上肌、菱形肌等，可施用叩打方法，叩打前要调整患者患侧上肢，使其呈抑制痉挛模式体位（肘关节伸展，腕关节背伸，手指伸展，平放在治疗台上）。治疗者用大腿压住患者患手，维持远端的固定和稳定，防止叩打手法对痉挛的影响。叩打手法节奏要快，力量均匀，用手指指腹接触患者身体（图8-33）。

（4）上肢操球对肩关节半脱位有较好效果，具体方法见8.3.5。

注意事项：（1）强调全身放松状态。

（2）固定远端，抑制痉挛。

（3）叩击手法的轻重根据患者耐受程度调整。

（4）坚持每日训练2~3次，不可中断。

（5）患者在训练后应穿戴肩吊带保护肩关节（如图3-14），防止肩峰危险区血管网受压引起肩关节疼痛，并预防因过度牵拉造成肩关节软组织损伤。

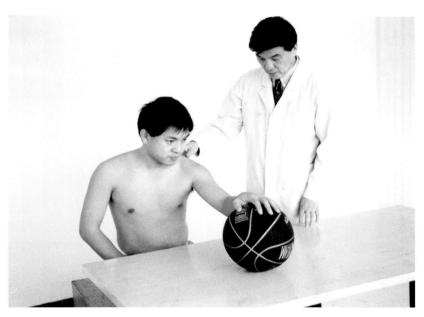

图 8-31　持球控制训练

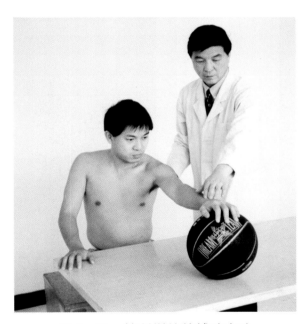

图 8-32　控制训练的辅助方法

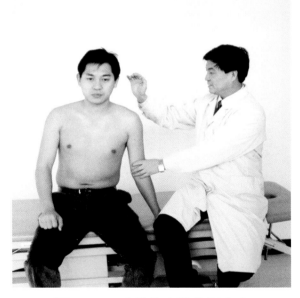

图 8-33　肩关节半脱位叩击法

## 8.3.4 上肢分离运动强化训练

目　　的：（1）抑制上肢联带运动。

（2）诱发上肢分离运动。

方　　法：（1）患者面对墙壁，双手抵住墙壁使肩关节屈曲 90 度，肘关节伸
展；在抑制肩关节屈曲时，肘关节同时出现屈曲的屈肌联带运
动。强化肩关节屈曲、肘关节伸展、腕关节背伸（Brunnstrom
肢体功能恢复第Ⅳ阶段）的分离运动（图 8-34）。

（2）患者健侧手离开墙壁，身体旋转 90 度，患侧肩关节外展 90 度，
肘关节伸展，从而抑制肘关节伸展时肩关节内收、内旋的上肢
伸肌联带运动。强化肩关节外展、肘关节伸展、腕关节背伸
（Brunnstrom 肢体功能恢复第Ⅴ阶段）的分离运动（图 8-35）。

（3）患者双手交叉，利用健侧上肢带动患侧上肢上举，维持肘关节
伸展、患侧躯干伸展、身体重心向患侧转移、强化上肢
（Brunnstrom 肢体功能恢复第Ⅴ阶段）的分离运动（图 8-36）。

注意事项：（1）以上动作对于上肢功能处于 Brunnstrom 肢体功能恢复第Ⅲ阶段
水平的偏瘫患者有一定难度。在开始时，治疗者给予辅助，然
后逐渐减小辅助量，使患者达到分离运动水平。

（2）在进行第 3 项训练时，要注意患者肩胛骨的运动水平，若患者
肩胛骨的运动功能差，治疗者应协助其完成肩胛胸廓关节与肩肱
关节按 1:2 进行的正常模式运动，防止关节损伤。

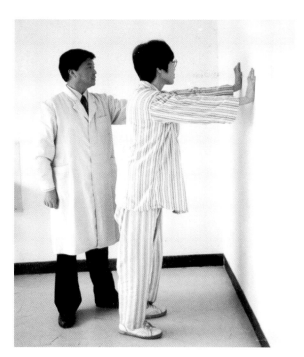

图 8-34　肩关节屈曲、肘关节
伸展的强化训练

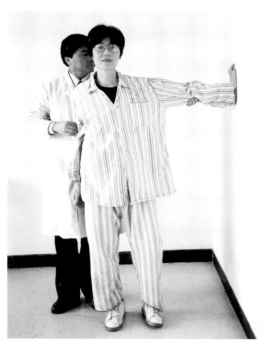

图 8-35　肩关节外展、肘关节
伸展的强化训练

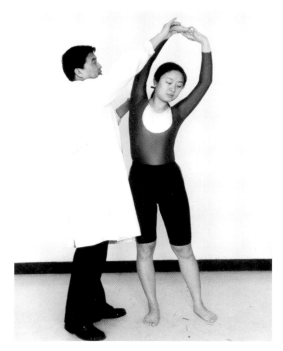

图 8-36　上肢上举的强化训练

## 8.3.5 上肢操球训练

目　　的：（1）提高上肢近端控制能力。

（2）治疗肩关节半脱位。

（3）缓解上肢痉挛。

方　　法：患者取坐位，治疗者立于患者患侧，根据患者功能情况予以适当的辅助。

第一节，患者双手交叉，置于球上，尽最大可能将球滚向前方。治疗者双手扶患者肩关节，矫正姿势（可缓解痉挛，促进重心向患侧转移）（图8-37）。

第二节，将球向患侧滚动（促进重心向患侧转移）（图8-38）。

第三节，患者健手放在膝关节上方，患手置于球上，利用肘关节的屈曲、伸展完成球的向前滚动（练习肩关节屈曲、肘关节伸展的动作）（图8-39）。

第四节，患者患手将球向后滚动（练习腕关节背伸及手指伸展动作）（图8-40）。

注意事项：（1）第一节，躯干伸展，髋关节屈曲，肩关节屈曲，肘关节伸展，患侧上肢尽量前伸。

（2）第二节，不但要完成上肢的运动，还要配合身体的重心转移。

（3）第三节，手指伸展，不得屈曲，肩关节不得出现代偿动作。

（4）第四节，防止出现躯干、肩关节、肘关节的代偿动作。

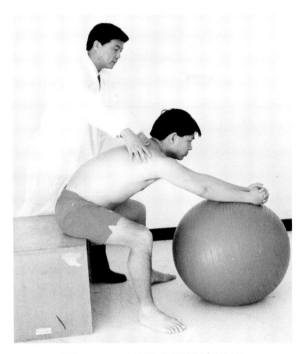

图 8-37　双手交叉操球训练
（向前方滚动）

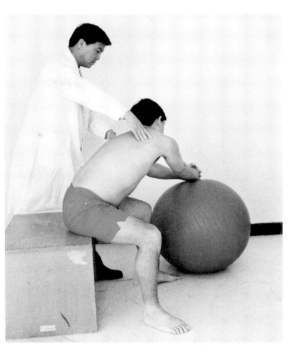

图 8-38　双手交叉操球训练
（向侧方滚动）

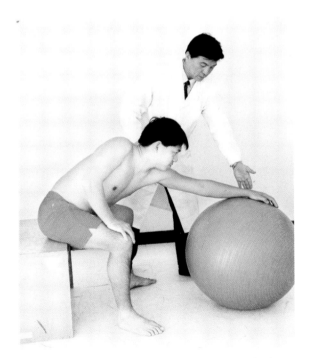

图 8-39　患手操球训练（向前方滚动）

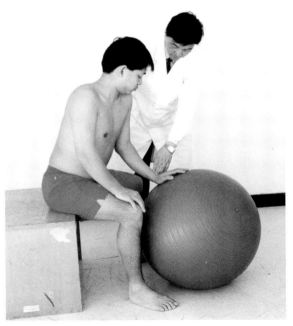

图 8-40　患手操球训练（向后方滚动）

## 8.4 磨板训练

目　　的：（1）利用健侧上肢的辅助，诱导患侧上肢分离运动。

（2）利用磨台角度的调节、磨具的重量和磨把的变换，设计上肢实用性运动模式的组合，提高上肢运动功能。

方　　法：（1）患者坐在磨板前方，根据患者上肢功能水平调节好磨板的角度，一般可调至45度（图8-41）。

（2）对于上肢功能较差的患者，如Brunnstrom肢体功能恢复第Ⅲ阶段以下者，可选用双把手磨具，利用健侧上肢带动患侧上肢完成肩关节屈曲、肘关节伸展、腕关节背伸的运动，治疗者协助患者患手固定磨具手把，另一手促进肘关节的伸展（图8-42）。

（3）随着患者上肢功能水平的提高，可改为双侧上肢旋后位抓握磨具，完成上肢的屈伸动作训练（图8-43）。

（4）根据患者手功能的需要，可使用单手垂直把手磨具，完成肩关节外展、肘关节伸展、腕关节背伸的分离运动诱发训练（图8-44）。

注意事项：（1）训练时不要盲目追求磨板角度的提高和磨具重量的增加，而是要强调动作的准确性。

（2）上肢肩关节、肘关节、腕关节的协调运动是训练的重点，防止躯干的代偿动作。

（3）根据患者上肢功能水平的不同，可以设计各种运动模式的诱发训练。

（4）患手抓握功能差或痉挛的患者应使用偏瘫患手固定用支具协助抓握磨具，防止加重手的痉挛（图8-45）。

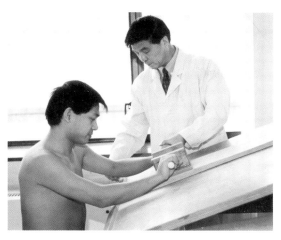

图 8-41 双手对称性运动（肘关节屈曲）

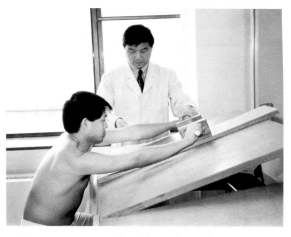

图 8-42 双手对称性运动（肘关节伸展）

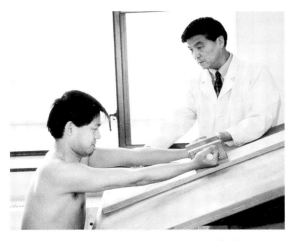

图 8-43 前臂旋后分离运动训练

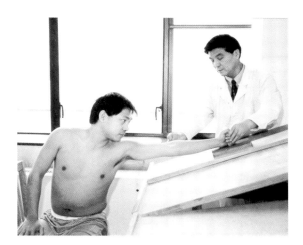

图 8-44 肩关节、肘关节、腕关节的分离运动训练

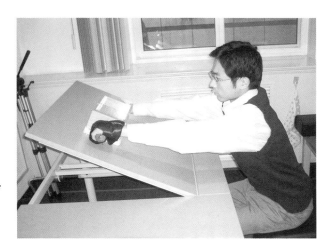

图 8-45 患手固定支具
　　　 使用方法

# 8.5 上肢目的性运动训练

目　　的：（1）抑制上肢痉挛模式。

（2）提高上肢选择性运动的协调性。

（3）改善上肢运动的协调性。

（4）提高上肢运动的速度。

方　　法：（1）利用"认知评价训练仪"作为目标靶。

（2）根据患者情况，若训练上肢肩关节屈曲、肘关节伸展的分离运动，则将靶放在患者正前方，令患者在规定的时间内按要求的动作模式将靶灯点亮（图 8-46）。

（3）若训练患侧上肢肩关节外展、肘关节伸展的分离运动，则将靶放在患者患侧侧面（图 8-47）。

（4）训练患侧上肢的协调性或提高运动的速度，可以利用训练仪中的各种计时功能，将患者的功能水平量化，通过反复训练观察疗效。

注意事项：（1）未达到分离运动水平的患者穿戴肘关节支具训练近端，谨防因盲目训练而强化异常运动模式。

（2）不能盲目追求速度、忽略动作的准确性，而使痉挛加重。

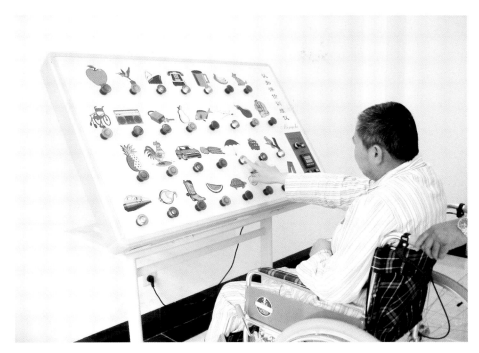

图 8-46    上肢部分分离运动诱发训练

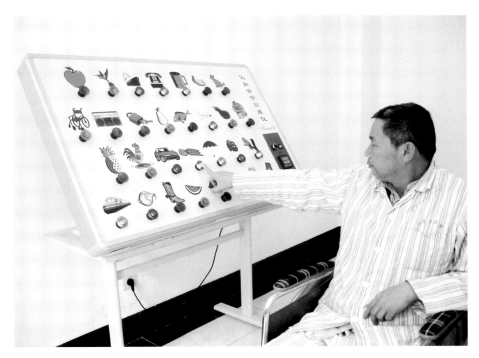

图 8-47    上肢分离运动诱发训练

## 8.6 手指屈曲痉挛抑制法

### 8.6.1 抑制手指屈曲痉挛治疗方法

目　　的：（1）缓解上肢、手指屈肌痉挛。

　　　　　（2）预防关节挛缩。

　　　　　（3）促进上肢及手的功能改善。

方　　法：（1）上肢屈肌痉挛的典型模式为肩关节内收、内旋，肘关节屈曲，前臂旋前，腕关节掌屈，拇指内收，四指屈曲（图8-48）。缓解痉挛的手法是首先用治疗者的四指紧握（加压）患者的鱼际肌，将其拇指外展。治疗者另一手固定患者的肘关节，将患侧上肢前臂旋后，停留数秒（图8-49），痉挛的手指即可自动伸展。分解动作见图8-50、图8-51。

　　　　　（2）将痉挛缓解的上肢放在抗痉挛体位（图8-52）。

　　　　　（3）每日使用气压式手指屈伸训练器两次，根据痉挛的程度设置手指被动运动的速度、辅助量和训练时间。用从被动运动到辅助主动运动再到主动运动的方式逐渐缓解手指的痉挛（图8-53）。

注意事项：（1）在做任何训练之前，均应使痉挛的肢体通过手法得到缓解。

　　　　　（2）手法操作要柔中有刚，防止粗暴，不得出现疼痛刺激。

　　　　　（3）对待痉挛，应让患者明白，如何逐渐掌握控制的方法，仅用被动手法是不可能根本解决痉挛的。

　　　　　（4）在训练结束后，患者应穿戴手痉挛抑制支具以巩固疗效（北京梅若克康复技术研究所研制），每使用1小时解除20分钟（图8-54）。

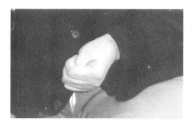

图 8-48　手屈肌痉挛
的模式

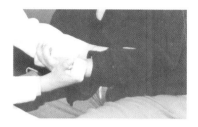

图 8-49　缓解痉挛的
手法

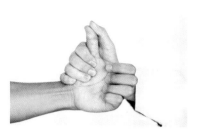

图 8-50　手法分解动作一

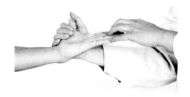

图 8-51　手法分解动作二

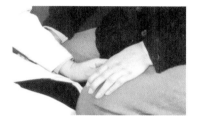

图 8-52　采用手法后手指
痉挛可缓解

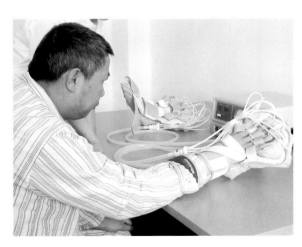

图 8-53　气压式手指功能训练仪

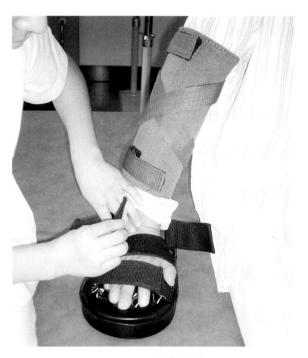

图 8-54　手痉挛支具

## 8.6.2 兴奋性刺激易化手指伸展运动

目　　的：诱发手指伸展运动。

方　　法：治疗者一手托住患者患侧上肢，另一手手指伸展，从患者患侧肘关节
　　　　　伸肌群起始部开始，快速向指尖方向滑扫（图8-55）。当治疗者的
　　　　　手滑扫到患者手背时，稍向下压并加速，当滑到患者手指处时，减轻
　　　　　向下的压力，迅速离开患者手指（图8-56）。一般进行2~3次手法
　　　　　后，手指即可伸开。若患者患手手指仍不能伸展，治疗者一手固定其
　　　　　患手的近端（腕关节），使之被动掌屈，另一手扶其手指，用缓慢、
　　　　　低声的语言指示患者"放松、伸手"，同时慢慢协助患者完成手指的
　　　　　伸展。

注意事项：（1）在实施刺激手法后，让患者练习全手指伸展。

　　　　　（2）在治疗者训练患者进行手指放松和伸展动作时，手法要轻、慢、
　　　　　　　　柔和，要根据患者用力的准确与否随时提出鼓励或协助矫正，
　　　　　　　　使患者掌握正确的运动感觉。

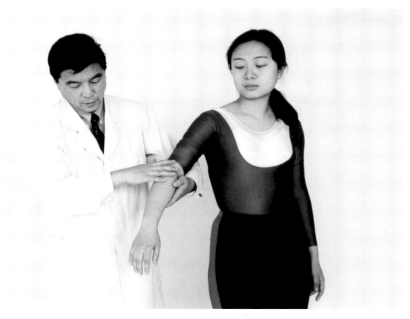

图 8-55　手法前的准备动作

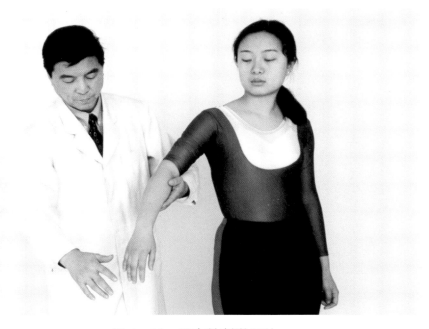

图 8-56　兴奋性刺激手法

## 8.6.3 腕关节背伸、手指伸展动作诱发训练

目　　的：（1）诱发腕关节背伸、手指伸展动作模式。

　　　　　（2）体会、掌握控制手指痉挛的方法。

方　　法：（1）患者在桌前取坐位，采用双侧肘支撑、腕关节背伸、手指伸展、
　　　　　　　　两手托腮的动作模式。让患者自己体会双手在面部受力有何不
　　　　　　　　同和如何调整（图8-57）。

　　　　　（2）治疗者一手固定患者患侧腕关节，一手扶其患手离开脸颊，然
　　　　　　　　后让患者慢慢恢复原来的姿势。如果患者可以很好地保持放松
　　　　　　　　状态，则可进一步扩大腕关节伸展的角度（图8-58）。

　　　　　（3）不能主动完成腕关节背伸动作的患者应穿戴腕关节支具，防止
　　　　　　　　手部血液循环障碍导致浮肿（参见图3-18）。

注意事项：（1）患手的手指始终保持伸展。

　　　　　（2）腕关节背伸的角度可在保证手指不出现屈曲的条件下逐渐扩大。

　　　　　（3）不要单纯让患者完成动作，而是要体会两手动作的差异，从而
　　　　　　　　进行调整。

　　　　　（4）腕关节固定带不宜过紧，睡眠时可以解除固定。

　　　　　（5）当患者手功能达到七级（腕关节可以独立完成背伸动作）后，
　　　　　　　　即可停止使用腕关节支具。

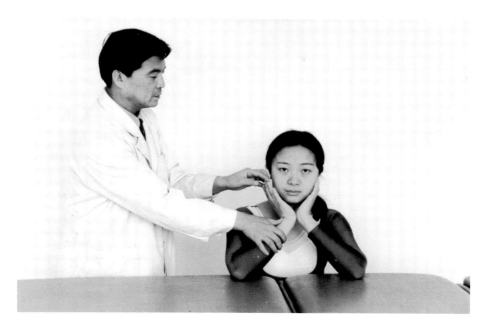

图 8-57　腕关节背伸手指伸展训练

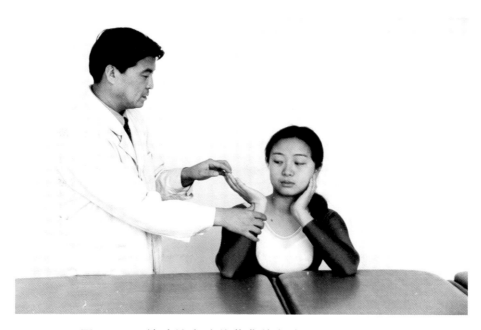

图 8-58　被动扩大腕关节背伸角度后返回控制训练

# 8.7 缓解肩关节疼痛的手法

目　　的：（1）缓解肢体因负重或运动产生的疼痛。

（2）改善运动功能。

方　　法：（1）患者取仰卧位，在保持肘关节伸展的姿势下，做肩关节伸展-内收-内旋的动作。在疼痛较轻的关节活动度内，对胸大肌、手指屈肌群进行伸张刺激，并指示患者做等长性收缩。治疗者一手握患者四指向上方牵引，另一手握患者前臂向外展方向施加外力，使患者完成等长运动（图8-59）。

（2）肩胛骨的脊柱缘内上角、中点、内下角与大圆肌肌腹、肩峰下、喙突处是肩部常见的六个痛点，治疗者用拇指按压以上部位寻找明显的痛点，然后一手固定患者上肢近端，另一手拇指沿与肌腱纵轴相垂直的方向左右弹拨，再按压肌肉的终止端取镇定手法约10秒，最后顺肌纤维方向将其梳平理顺（图8-60）。

注意事项：（1）在不产生疼痛的活动范围内，做无痛性等长运动。

（2）强调旋转抵抗。

（3）患部用毛巾冷敷。

（4）在患者放松的情况下，做辅助主动运动，缓慢活动患部，随时评价疼痛的程度。

（5）痛点按摩手法要柔中有刚，不可过度用力，治疗者要在手法治疗过程中触诊，判定肌肉有无扭结、变硬、痉挛、粘连等变化，结合具体病情施以不同手法。

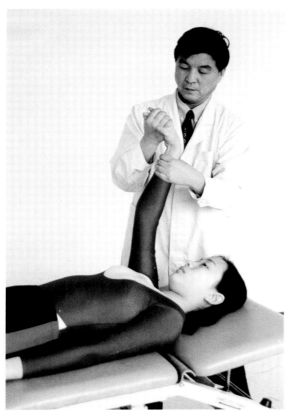

图 8-59　肩关节疼痛的手法治疗

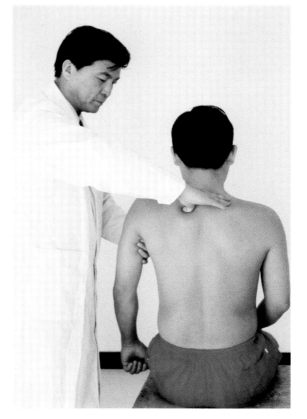

图 8-60　肩痛点手法治疗

# 8.8 辅助手能力训练的作业疗法

目　　的：（1）通过作业活动提高双手配合能力，养成使用患手的习惯。

　　　　　（2）改善患者的心理状态。

方　　法：（1）马赛克工艺：根据患者的兴趣选择图案，将图案用复写纸印在木板上，用钳子将各种颜色的马赛克剪碎，按图案色彩的要求，用胶将马赛克贴在木板上，即可制成精美的工艺品。患手完成辅助健手固定马赛克、固定木板等力所能及的工作（图8-61）。

　　　　　（2）雕刻：选好图案，用复写纸印在木板上，用患手固定木板，健手雕刻（图8-62）。

注意事项：（1）注意安全，避免外伤。

　　　　　（2）根据患者的兴趣和手的功能水平设计作业活动，原则是让患者体会到成功的喜悦，在增强兴趣、坚持创作的基础上得到训练。

　　　　　（3）作业活动内容丰富，可以根据医院条件及患者手功能状况选择，如皮草工艺、编织工艺、泥塑、绘画等。

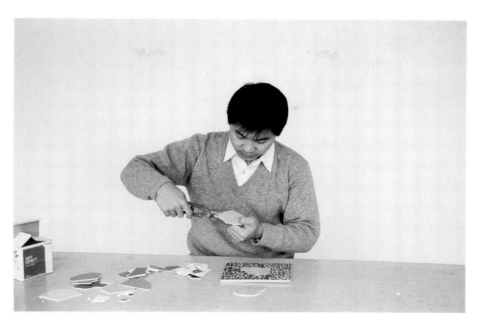

图 8-61　马赛克作业活动

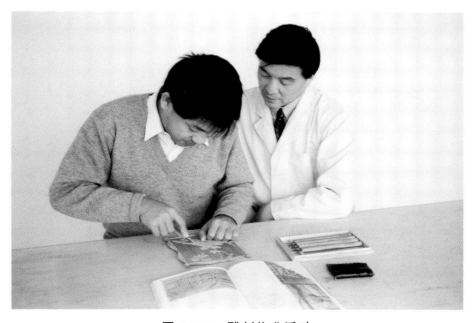

图 8-62　雕刻作业活动

# 8.9 实用手能力训练的作业疗法

目　　的：（1）训练双手的协调工作能力。

（2）提高患手精细动作的能力。

（3）调整、改善患者心理状态。

方　　法：（1）根据患者兴趣的不同，选择书法字帖或风景、图案等，用复写
纸将其印在铜板上。如书法铜板的制作，按患者的爱好，将字
的外围部分均用钉钻子打成凹坑，字便可高凸出来。再将铜板
放入氧化剂中浸泡，铜板变成氧化铜的黑色，再用砂纸将已高
凸出来的字体部分磨光，涂上防氧化剂，精美的铜板艺术品即
制作成功（图 8-63）。

（2）用不同大小规格的纸，卷成粗细、长短不同的纸卷，再按工艺
品的具体要求涂上颜色、清漆，晾干后按图案的要求用胶水黏
合，组装成各种精美的工艺品（图 8-64）。

（3）组织患者做飞镖竞赛游戏，提高上肢与手的随意运动及控制能
力（图 8-65）。

（4）根据患者上肢的功能水平，练习将球投放到不同水平的篮筐中，
使患者从 Brunnstrom 肢体功能恢复第 V 阶段的上肢分离运动功
能向提高能力方向过渡（图 8-66）。

注意事项：（1）精美的工艺品会引起患者的喜爱，简单、易行的制作方法会吸
引患者亲自动手试一试。治疗者根据患者手功能的级别、能力
的级别，设计切实可行的作业活动。

（2）从简到繁，从易到难，不可失败，以免挫伤患者的自信心。

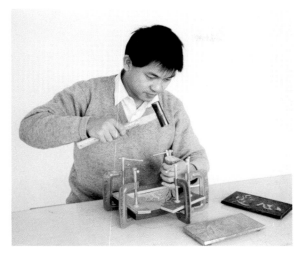

图 8-63　铜板作业活动

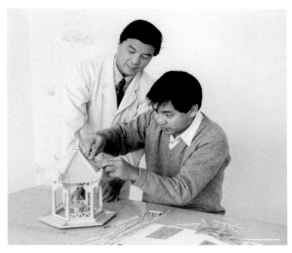

图 8-64　纸制作工艺品活动

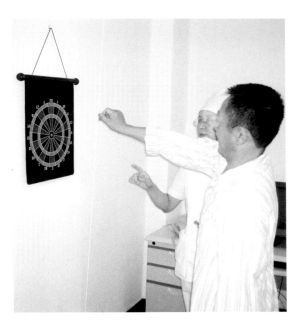

图 8-65　飞镖游戏

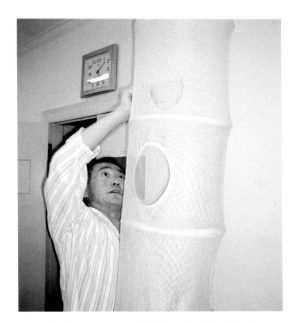

图 8-66　目的性动作的投球游戏

# 9. 日常生活动作训练

## 9.1 穿脱上衣训练

目　　的：（1）对于上肢功能恢复较差的患者，掌握特殊的方法可以达到穿衣自理。

（2）对于康复治疗中的患者，穿衣自理可以提高康复的自信心。

（3）减少穿衣难度，控制上肢痉挛。

方　　法：（1）患者取坐位，用健侧手找到衣领和内侧的商标，将衣领朝前平铺在双膝上，将患侧袖口垂直于双腿之间（图9-1、图9-2）。

（2）患侧上肢先穿入衣袖，再用健侧手帮助衣袖近端达到肩部（图9-3）。

（3）用健侧上肢将另一侧衣袖拉到健侧斜上方，穿入健侧上肢（图9-4）。

（4）用健侧上肢整理衣服，系扣。

（5）在脱上衣时，先脱健侧，后脱患侧。

（6）在脱套头衫时，用健侧手向后上方拉衣领后方，褪出头部，再褪出双肩、双手。

注意事项：（1）对于年龄较大的患者，可做衬衫的改造，如尺寸宽大些、衣扣换成尼龙搭扣。

（2）对于没有商标的外衣，可在衣领内下方缝上一个明显的标记，帮助患者辨认。

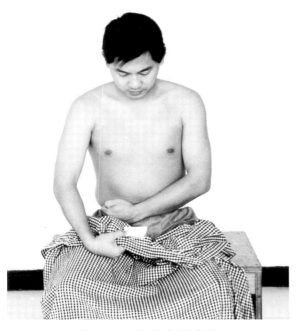

图 9-1　寻找衣领商标

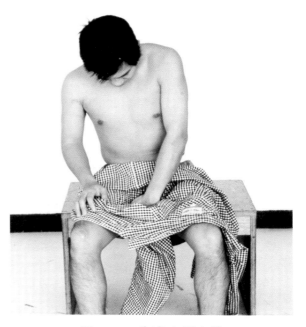

图 9-2　先穿患侧上肢

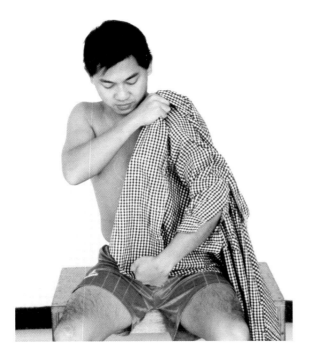

图 9-3　将患侧衣袖拉到最上方

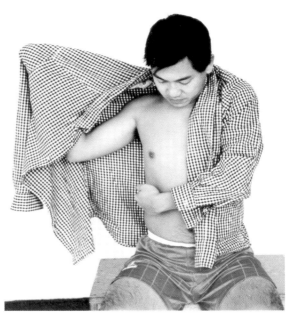

图 9-4　最后穿健侧上肢

## 9.2 穿脱裤子训练

目　　的：掌握穿脱裤子的特殊技能，改善患者心理状态，帮助完成适应阶段的过渡。

方　　法：（1）患者取坐位，健手置于腘窝处，将患侧下肢抬起置于健侧膝关节上方（图9-5）。

（2）用健侧手先穿患侧裤腿，尽量上提，然后将患肢放回原处，患脚全脚掌着地，再穿健侧，最后起立整理（图9-6、图9-7）。

（3）脱裤子的动作顺序与上面相反，先脱健侧，再脱患侧。

注意事项：（1）需要改造裤子的腰带，根据患者上肢功能水平，可以将其做成弹力带，或是做成较大的纽扣、尼龙搭扣等。

（2）如果患肢平衡功能较差，患者可以站在床边完成，既可以保证安全，又有助于患者判断自己肢体的位置。

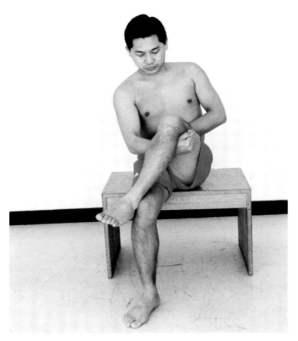

图 9-5 　患侧下肢交叉于健侧上方

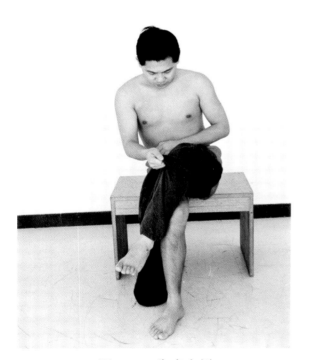

图 9-6 　先穿患侧

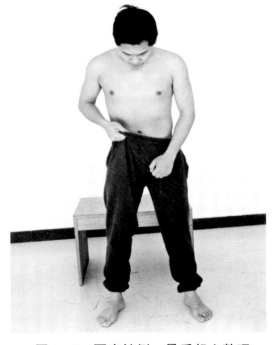

图 9-7 　再穿健侧，最后起立整理

## 9.3 穿脱袜子和鞋的训练

目　　的：（1）提高生活自理能力。

（2）避免错误的日常生活动作诱发或强化联合反应、痉挛等病理反应。

方　　法：（1）患者取坐位，双手交叉，将患侧膝关节抬起，置于健侧膝关节上方（图9-8）。

（2）用健手为患足穿袜子或鞋（图9-9）。

（3）将患侧下肢放回原地，全脚掌着地，重心转移至患侧，再将健侧下肢放在患侧下肢上方，穿好健侧的袜子或鞋。

（4）脱袜子和鞋的顺序与上面相反。

（5）若患者完成以上动作有困难，可利用自助具。经过训练，一般患者均可独立完成（图9-10）。

注意事项：（1）袜子和鞋应放在身边容易够到的地方，并且位置固定，养成习惯，以免造成困难。

（2）鞋要经过改造，鞋带要改成尼龙搭扣或是带环的扣带，鞋子的大小要合适，不得过紧。

（3）自助具要与鞋、袜子摆放在一起，自助具的操作要经过训练才能使用自如。

（4）不要图省事而利用错误的动作，以免加重痉挛和强化联合反应，影响运动功能的改善。

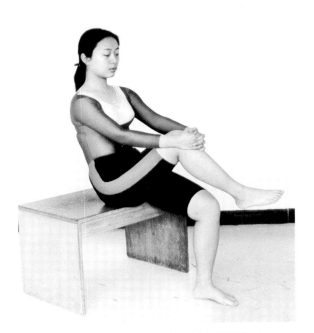

图 9-8　将患侧下肢置于健侧下肢上方

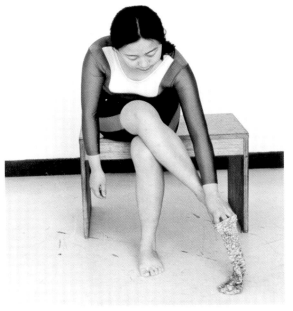

图 9-9　用健手穿患侧的袜子（鞋）

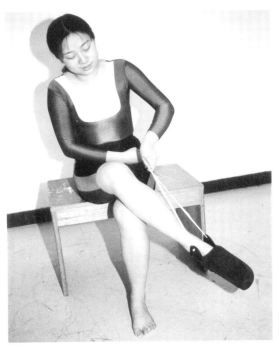

图 9-10　利用自助具穿袜子的方法

# 9.4 清洗健侧上肢训练

目　　的：同9.3。

方　　法：（1）患者坐在洗手池前，池中放满水，用健手打开水龙头，并调节水温，将患侧上肢放在盆内，两侧姿势对称。以上条件可以保证患侧清洗达到腋窝高度（图9-11）。

（2）在洗健侧时，将肥皂涂于毛巾表面，放在池边，利用健侧上肢的动作清洗。

（3）拧干毛巾的方法：可将毛巾套在水龙头上，利用健手拧干（图9-12）。

（4）在擦干健侧上肢时，将毛巾放在健侧腿上，利用健侧上肢及躯干的屈曲、伸展将健侧上肢擦干（图9-13）。

（5）在清洗假牙或指甲时，可将带有吸盘的毛刷、指甲锉等固定在水池边缘，操作起来很方便。

注意事项：（1）要重视坐位姿势，正确的坐位姿势不仅可以保证动作的顺利完成，而且可以有效地预防痉挛和代偿动作的出现。

（2）清洗用的物品要准备好，放在固定的位置，可把肥皂放在水龙头边，把毛巾放在水池边的挂钩上。

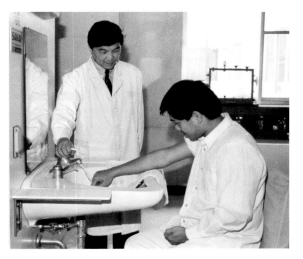

图 9-11　洗健侧上肢的方法（左侧偏瘫）

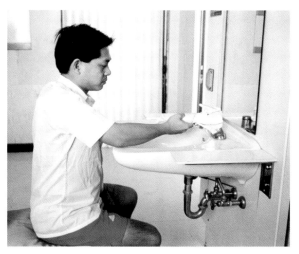

图 9-12　拧干毛巾的方法（左侧偏瘫）

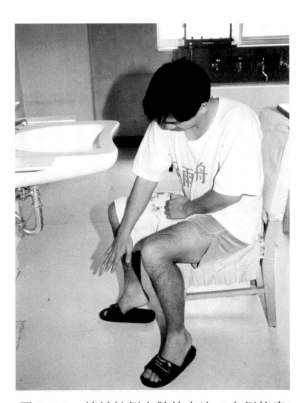

图 9-13　擦拭健侧上肢的方法（左侧偏瘫）

## 9.5 进食动作训练

目　　的：（1）掌握利用自助具独立进餐的方法。

（2）消除喂饭的不良刺激，改善患者的心理状态。

方　　法：（1）为手功能改善欠佳的患者设计简便易行的自助具，常用的有：①带有吸盘的碗、盘吸着在桌子上，协助固定餐具；②碗、盘有一侧边缘高突或附加挡板，在用勺子取食物时不会将食物推出或洒落在桌面上；③将万能袖带戴在利手上，可以固定饭勺等（图9-14、图9-15）。

（2）将饭桌、床头桌等靠近患者身体，以便独立进餐（图9-16）。

注意事项：（1）万能袖带的功能很多，可以插牙刷、笔、勺子、叉子、计算机操作棒。勺子柄的粗细要合适，不得松动。

（2）可以根据患者前臂旋转和腕关节的功能，把勺子改造成适合的形状。

（3）在开始训练时，患者进食速度较慢，要耐心鼓励，不可催促，坚持训练独立进食多无困难。

（4）在就餐时，要调整好桌椅的位置，保证患者姿势的对称。

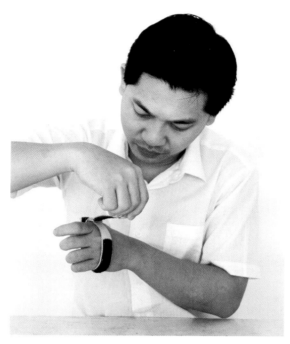

图 9-14　用健手安装万能袖带的方法

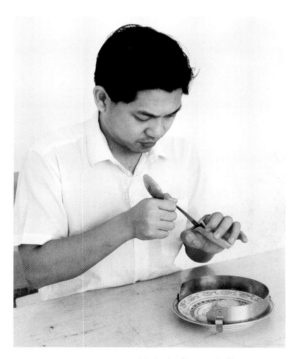

图 9-15　将勺柄插入袖带

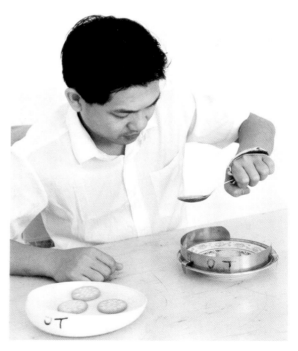

图 9-16　利用自助具独立进餐的方法

# 9.6 从轮椅到床及返回动作训练

目　　的：掌握转移动作，提高日常生活自理能力。

方　　法：（1）在患者从轮椅转移到床时，首先将轮椅放在患者健侧，靠近床边，在约与床边成 30~45 度角的斜前方，刹车，竖起脚踏板。双足全脚掌着地，双侧膝关节屈曲不得超过 90 度，患者身体重心前移，健手扶轮椅扶手起立（图 9-17）。然后，健腿向前方迈出一步，以健侧腿为轴，身体旋转，用健手支撑床面，重心前移，弯腰慢慢坐下（图 9-18）。

（2）在患者从床转移到轮椅时，首先将轮椅放在患者健侧斜前方，刹车，脚踏板竖起，患者从床上起立后，用健手扶远端轮椅扶手，以健侧下肢为轴，身体旋转，坐在轮椅坐垫深处（图 9-19、图 9-20）。

注意事项：（1）在开始训练时，要由治疗者站在前方保护。根据患者的运动水平逐渐减少帮助，直至独立完成。

（2）安全转移的关键是：轮椅与床的正确位置；车闸要刹牢；脚踏板竖起来；动作要规范，并且养成习惯。

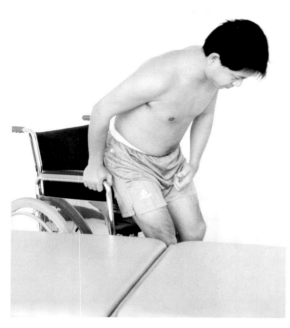

图 9-17　从轮椅上起立的方法

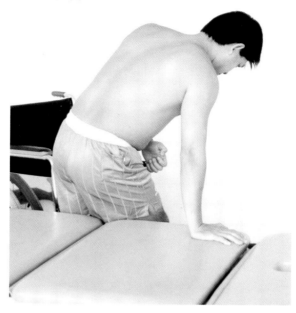

图 9-18　从轮椅上床的方法

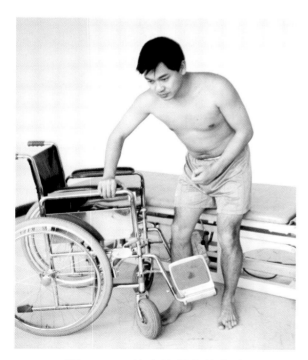

图 9-19　从床边起立的方法

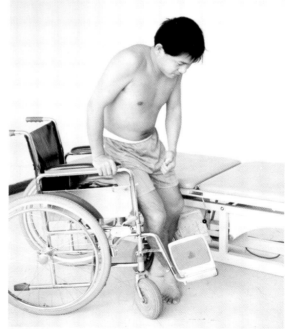

图 9-20　从床到轮椅的方法

## 9.7 上楼梯训练

目　　的：（1）抑制下肢屈肌联带运动。

（2）训练身体重心转移。

（3）提高平衡功能水平。

（4）提高日常生活动作能力。

方　　法：（1）治疗者站在患者患侧后方，一手协助患者控制患侧膝关节，另一手扶其健侧腰部，协助其将重心转移至患侧，健侧足蹬上一层台阶（图9-21）。

（2）治疗者协助患者重心充分向前移动，当健侧下肢在高一层台阶上支撑时，治疗者一手固定患者健侧骨盆，用前臂紧贴其躯干，使其有安全感。同时，另一手从其膝关节上方滑至小腿前面，协助患侧足抬起，髋关节、膝关节屈曲，将患足置于高一层台阶上。如此反复交替，逐渐减少治疗者的帮助，达到独立上楼梯（图9-22）。

（3）当患者可以独立完成时，治疗者协助的方法改为扶患者骨盆，诱导重心转移，使其动作准确规范（图9-23）。

注意事项：（1）从训练开始起，就要用正确的方法指导（一层一足法），不得用两脚同在一层阶梯支撑的方法（一层两足法），高龄患者除外。

（2）扶楼梯扶手要尽量轻，不得使用前臂依托。

（3）随着动作水平的提高，嘱患者放开扶手，治疗者的辅助量减小到只协助控制骨盆，直至患者独立完成。

（4）上楼梯训练可以在实际生活场所进行，康复科室面积较小的单位不必购置占地面积大、实用性小的训练用阶梯。

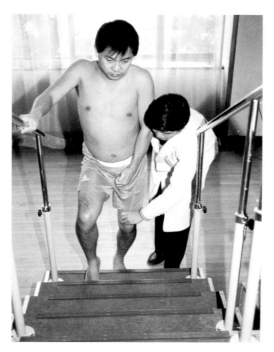

图 9-21　健侧下肢先登上一层阶梯

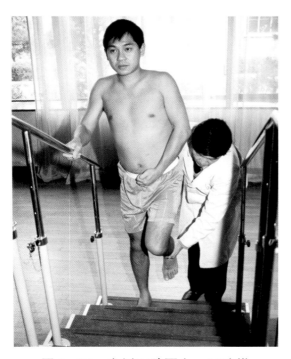

图 9-22　患侧下肢再上一层阶梯

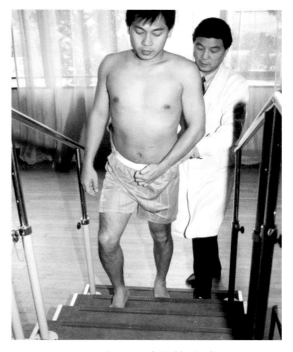

图 9-23　患侧下肢支撑的辅助方法

## 9.8 下楼梯训练

目　　的：（1）抑制下肢伸肌联带运动。

（2）提高平衡功能水平。

（3）练习重心转移。

（4）提高日常生活动作能力。

方　　法：（1）治疗者站在患者患侧，患者轻扶楼梯扶手，患侧足先下一层台
阶，治疗者一手置于患者患膝上方，稍向外展方向诱导，防止
下肢内收，协助其完成膝关节的屈曲及迈步动作，另一手置于
其健侧骨盆处，用前臂保护其患侧腰部，并将其身体重心向前
方移动（图9-24）。

（2）当患者健侧下肢向前方迈出时，治疗者的手保持原来的位置，
另一手继续将骨盆向前方推移（图9-25）。

（3）当患者患侧下肢在下一层台阶上支撑时，治疗者要防止其下肢
出现伸肌模式（髋关节内收、内旋，膝关节伸展，踝关节跖屈、
内翻）。

（4）当患者能较准确地完成上下楼动作时，改在建筑物内的楼梯处
练习。

注意事项：（1）下楼难度要比上楼大，尤其当患侧足下楼时，受伸肌联带运动
的影响出现髋关节内收、内旋，踝关节跖屈、内翻，脚不能放
平，进而增加患者的恐惧感，治疗者要给予适当的辅助以消除
不安。

（2）对于踝关节跖屈、内翻严重的患者，可在患足用弹力绷带固定，
或穿戴短下肢矫形器。

（3）在训练开始时，患者可以轻扶楼梯扶手，直至独立完成。

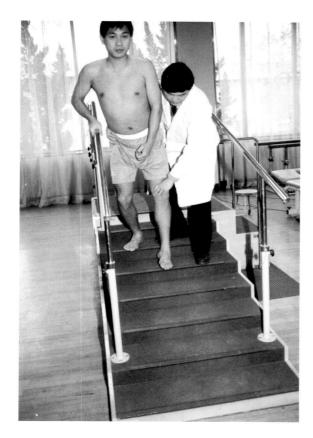

图 9-24　患侧下肢下楼的辅助方法

图 9-25　健侧下肢下楼的辅助方法

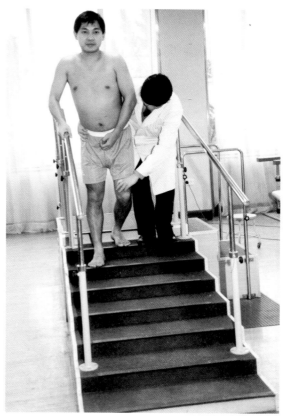

## 9.9 家务劳动训练

目　　的：（1）学习、掌握设计自助具的原则，根据患者的需要改造环境。

　　　　　（2）练习利用自助具完成身边动作，提高生活自理能力。

方　　法：（1）在洗菜时，在水池边上固定带吸盘（负压垫）的刷子和带吸盘的洗涤剂盒子（以上两种物品市场均有出售）（图9-26）。

　　　　　（2）在菜板上钉三个大钉子（穿透），使钉子尖端朝上，在切菜时，将蔬菜固定在钉子上，解决患手不能固定蔬菜的困难（图9-27、图9-28）。

　　　　　（3）单手炒菜的关键在于油瓶、佐料瓶要事先放在自己认为方便的位置。若偏瘫侧并非利手，单手炒菜多无困难，若是利手，就要请治疗者协助训练利手交换，一般会很快掌握（图9-29）。

注意事项：（1）如果患者下肢功能水平较低，需要乘坐轮椅，也可以掌握做饭技术。但是，要请作业治疗师为其设计灶台的高度、物品摆放的位置和特殊操作方法等。在一般情况下，患者会很快掌握。

　　　　　（2）偏瘫患者要充满信心，通过设计自助具和改造房屋环境，一般均能达到生活自理。

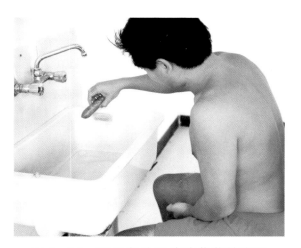

图 9－26　利用自助具清洗蔬菜的方法

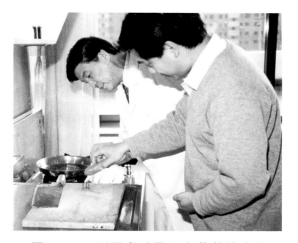

图 9－27　利用自助具固定蔬菜的方法

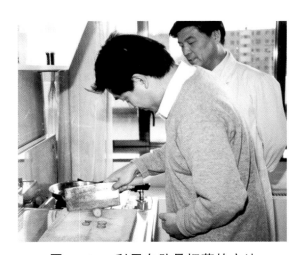

图 9－28　利用自助具切菜的方法

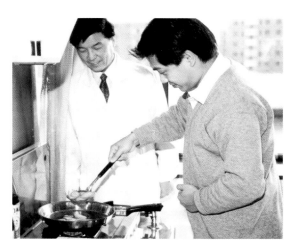

图 9－29　单手炒菜

# 附录一  体表解剖学名词图解

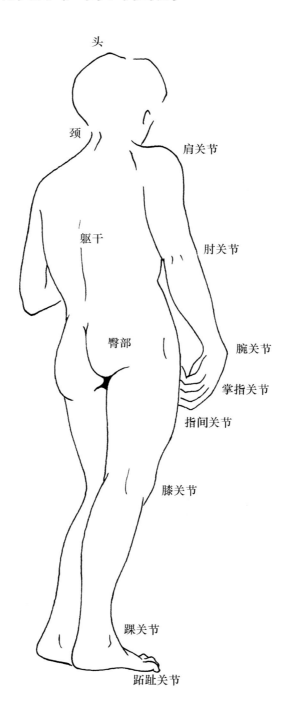

头

颈

肩关节

躯干

肘关节

臀部

腕关节

掌指关节

指间关节

膝关节

踝关节

跖趾关节

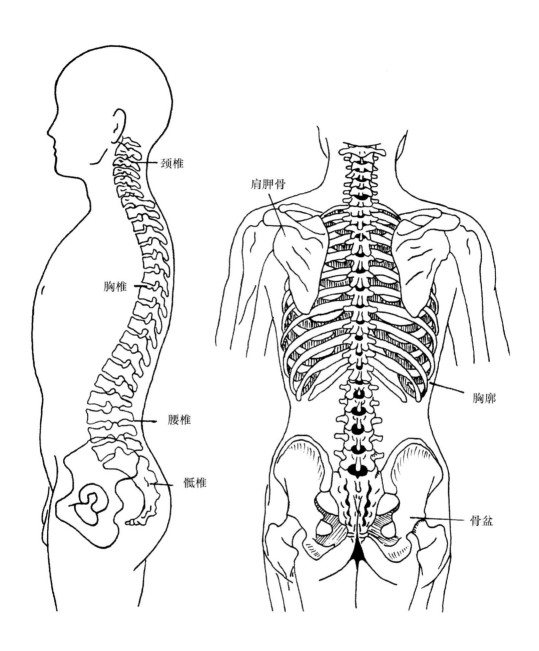

颈椎

肩胛骨

胸椎

胸廓

腰椎

骶椎

骨盆

# 附录二　运动解剖学名词图解

## （一）人体姿势部分

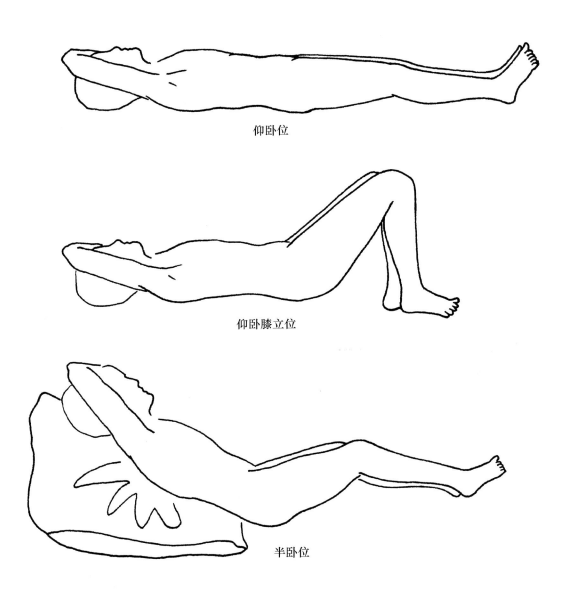

仰卧位

仰卧膝立位

半卧位

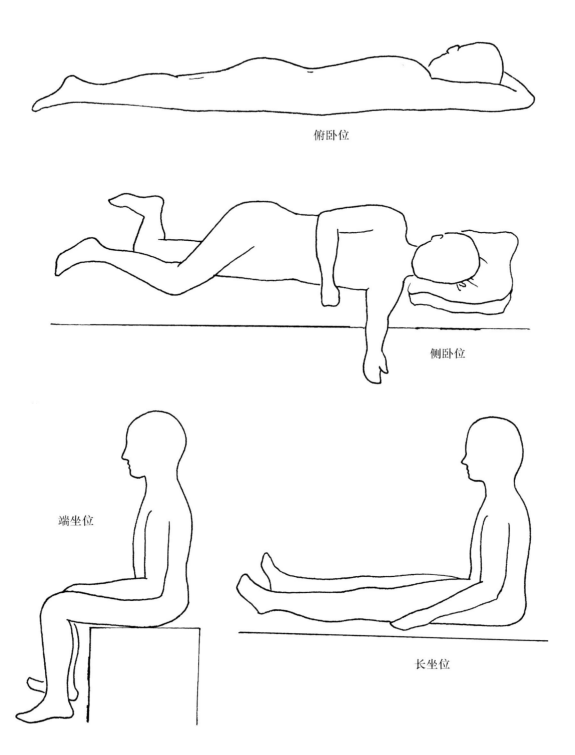

俯卧位

侧卧位

端坐位

长坐位

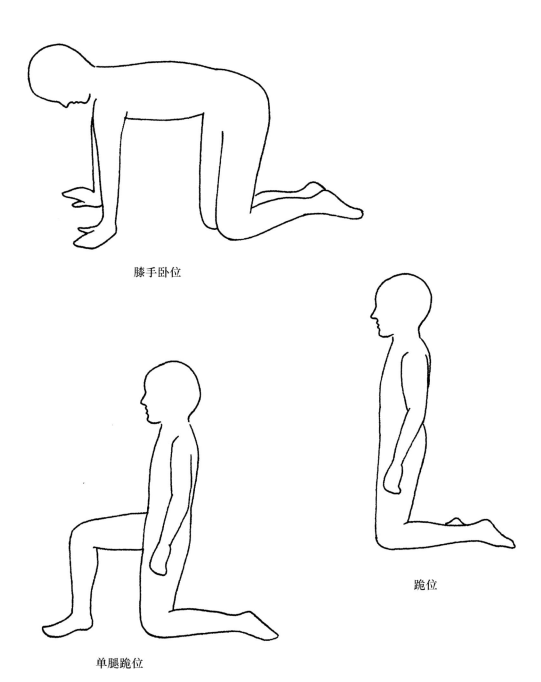

膝手卧位

单腿跪位

跪位

## （二）躯干运动部分

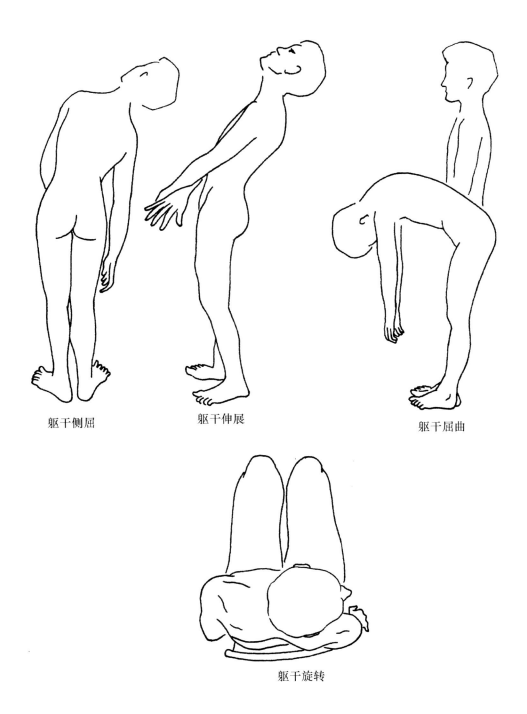

躯干侧屈　　　　　躯干伸展　　　　　　　躯干屈曲

躯干旋转

（三）上肢运动部分

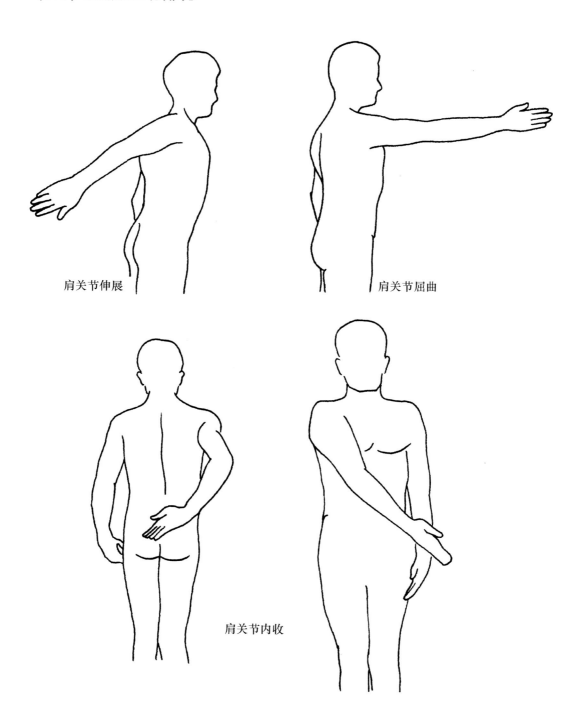

肩关节伸展　　　　　　　　　　　　　　肩关节屈曲

肩关节内收

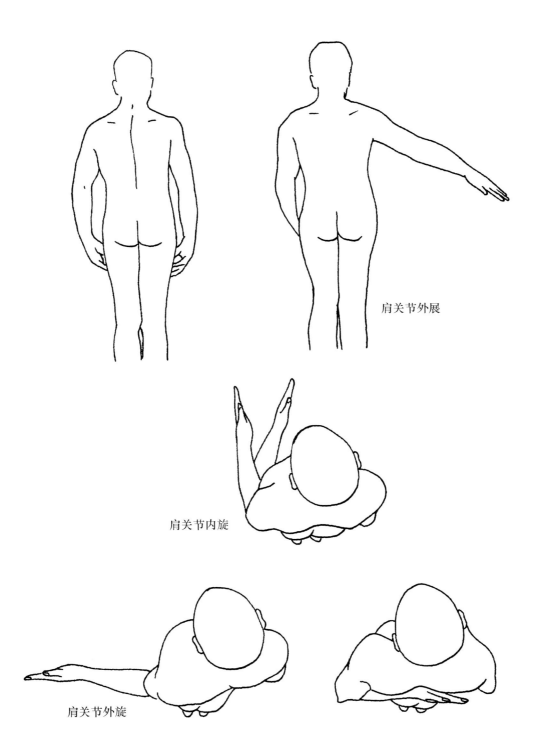

肩关节外展

肩关节内旋

肩关节外旋

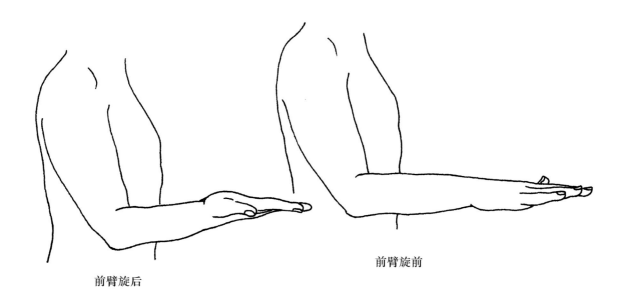

前臂旋后

前臂旋前

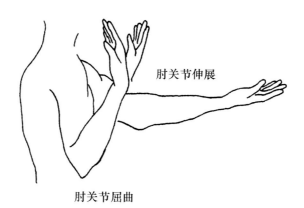

肘关节伸展

肘关节屈曲

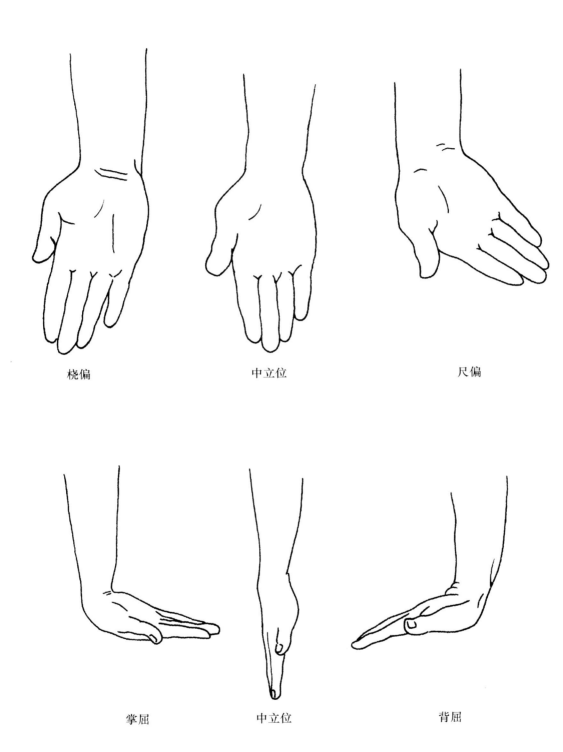

桡偏　　　　　　　　　中立位　　　　　　　　　尺偏

掌屈　　　　　　　　　中立位　　　　　　　　　背屈

（四）下肢运动部分

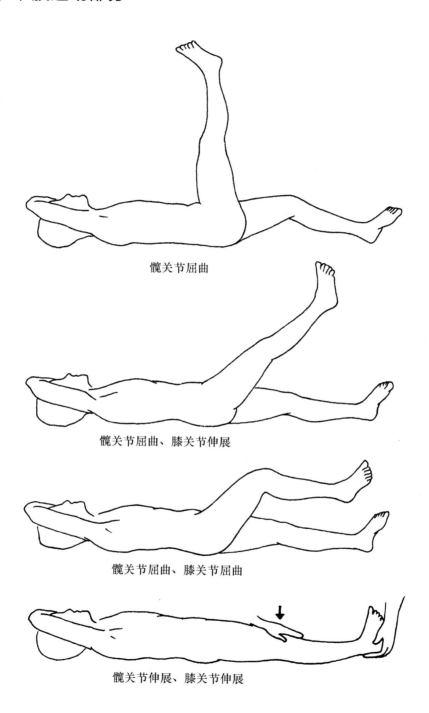

髋关节屈曲

髋关节屈曲、膝关节伸展

髋关节屈曲、膝关节屈曲

髋关节伸展、膝关节伸展

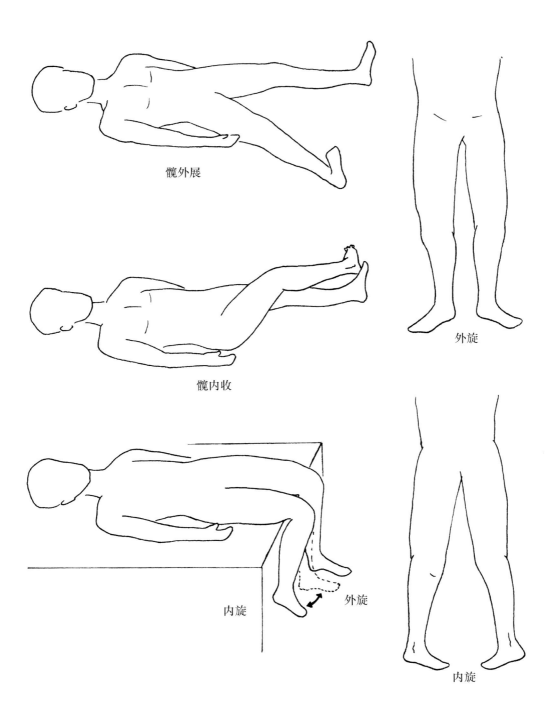

髋外展

髋内收

内旋　外旋

外旋

内旋

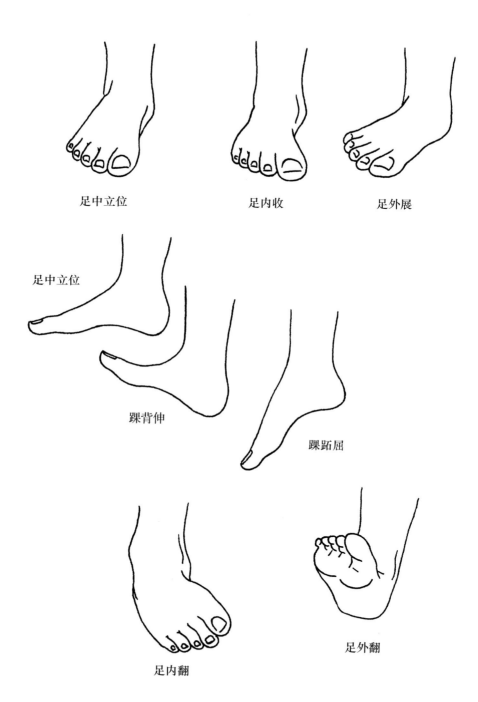

足中立位　　　　　　足内收　　　　　　足外展

足中立位

踝背伸

踝跖屈

足内翻

足外翻

# 附录三 本书医学名词俗语解释

【障碍】 人的社会生活能力丧失或降低。

【运动障碍】 不能或难以完成自主动作。

【关节活动度】 关节的活动范围。

【反射】 机体对外界环境刺激所引起的规律性反应。

【原始反射】 婴儿在发育的一定期限内所出现的反射，若超出了此期限仍然存在，则属于异常反射。

【病理反射】 神经系统病变时所出现的不正常反射。

【运动模式】 运动方式（姿势）。

【易化】 促进。

【联合反应】 原始反射的一种，是影响偏瘫患者运动功能改善的重要原因之一，在康复治疗中应予以抑制。

【联带运动】 由于脑组织损伤而出现的一种错误的运动方式，若不纠正就会影响正常的运动功能出现。

【分离运动】 脱离错误运动的影响，向正常过渡的运动方式。

【选择性运动】 普通人根据运动的目的而产生的随意性动作（偏瘫患者由于痉挛和联带运动的限制而难以完成）。

【代偿动作】 本书所指因患者一侧肢体运动功能丧失或降低，而使用健侧替代或补偿。这种调整妨碍了正常的运动训练，故偏瘫早期应尽量避免出现。

【等长收缩】 在肌肉对抗阻力收缩时，其长度不变，关节也不出现运动。

【抗阻力运动】 增强肌力的训练方法之一。患者对抗治疗人员设计的各种阻力，完成规定的运动。

【关节挛缩】 因各种疾病造成的活动减少，关节周围软组织挛缩而限制关节的正常活动。

【痉挛】 肌肉僵硬，呈不自主的收缩状态。

【压疮】 也称褥疮。局部因过度受压引起血液循环障碍，造成皮肤及皮下组织坏死。

【异位骨化】 在软组织中形成骨组织。偏瘫患者多在髋关节周围发生骨化。

【废用综合征】 因长期制动和卧床休息对多种功能造成的不良影响。

【误用综合征】 因康复训练方法不当对患者造成的不良影响。

【肩手综合征】 脑外伤或脑血管疾病后产生的以肩关节疼痛、活动受限和手部肿痛、肤温增高为特征的综合征。

【滚筒】 用泡沫塑料制成的圆柱体，供偏瘫患者训练上肢功能之用。

【木钉板】 为训练患者手功能而设计的粗细不等的木棍，立放在带孔的木板上。

【磨板】 可以调整台面角度的训练台，配有各种模具供偏瘫患者训练上肢之用。

【自助具】 为提高患者日常生活动作能力，根据患者的具体困难而设计的各种辅助装置。

【万能袖带】 为代偿手指抓握功能而设计的一种自助具。将勺子、笔、控制棒、梳子、牙刷等插入袖带便可完成进食、写字、打电话、梳头、刷牙等动作。因其功能较多，故称万能袖带。

# 附录四　偏瘫康复支具和训练用品

## 充气式肩吊带

【作用及适应证】

1. 保护处于弛缓阶段的偏瘫患者的肩关节免于损伤。

2. 用于中枢神经系统损伤（如脑血管疾病、脑外伤）引起的肩关节半脱位患者。

【使用方法及注意事项】

1. 穿戴方法如附图 4-1 所示。

2. 在患者处于重力位（如坐、站、行走）时使用本品。

3. 在训练上肢功能时，可将腋下的气囊解下，训练后继续穿戴使用。

4. 若患侧上肢出现麻木感，可减少腋下充气囊的充气量。

5. 在卧床休息或夜间睡眠时不使用腋下气囊。

6. 本支具应在医生指导下使用。

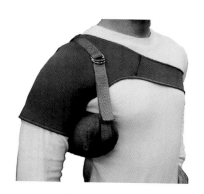

附图 4-1　充气式肩吊带

## 肘关节支具

【适应证】

1. 用于中枢神经系统损伤（如脑血管疾病、脑外伤）、脑瘫等引起的上肢屈肌张力增高及肘关节处于屈曲状态的患者。

2. 用于辅助上肢近端关节分离运动诱发训练，抑制远端痉挛、联合反应及异常的运动模式的训练。

3. 偏瘫患者在进行步行训练时穿戴此支具，防止肘关节屈曲，可抑制联合反应，辅助步态矫正训练。

**【使用方法及注意事项】**

1. 如附图4-2所示，首先将患侧上肢肘关节的尺骨鹰嘴对准支具的圆孔，再包绕肘关节，然后分别用上下两根固定带交叉缠绕固定即可。

2. 在卧床或夜间睡眠时应解除固定。

3. 中度、重度痉挛患者应在医生指导下穿戴。

4. 固定不得过紧，随时注意观察皮肤的颜色，防止出现压疮。

5. 固定时间不宜过长，注意患侧上肢远端的血液循环状况，每固定1小时应放松20分钟。

6. 在使用过程中不得出现肢体疼痛。

7. 感觉异常、关节挛缩或强直的患者禁用本支具。

8. 本支具应在医生指导下使用。

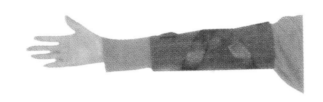

附图4-2　肘关节支具

# 腕关节支具

**【适应证及特点】**

1. 手功能6级以下的偏瘫患者。

2. 预防偏瘫患者肩手综合征的发生。

3. 有效地预防偏瘫患者患手在掌屈位的挛缩。

4. 可改善腕关节掌屈、手部血液循环障碍导致的浮肿。

5. 可在腕关节扭挫伤或尺桡骨远端骨折恢复期等腕关节需要相对稳定和保护时使用。

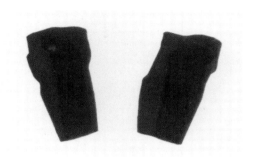

附图 4-3　腕关节支具

**【使用注意事项】**

1. 腕关节及手指关节在没有恢复功能以前应坚持做关节活动度维持训练。

2. 训练时脱掉支具，训练后戴上支具维持功能位。

3. 在穿戴支具时要注意安全，防止跌倒。

4. 当腕关节可以完成背伸动作或骨折患者骨折愈合良好时即可去除。

5. 本支具应在医生指导下使用。

# 手痉挛抑制支具

**【适应证】**

1. 用于中枢神经系统损伤（如脑血管疾病、脑外伤）引起的偏瘫，其上肢与手处于痉挛阶段的患者。

2. 用于辅助上肢近端关节分离运动诱发训练、抑制痉挛及异常的运动模式的训练。

**【使用方法及注意事项】**

1. 如附图 4-4 所示，将手指分别插入各指套中，然后用固定带固定。配合使用肘关节支具诱发上肢分离运动效果更好。

2. 在手指痉挛严重时，不必将手指勉强插入指套中，将手指放在支具上面用固定带固定即可。对于重度痉挛的患者，在开始使用时腕关节固定带固定不宜过紧，在使用中密切注意观察手指远端的血液循环状况。

3. 手痉挛抑制支具采用轻便材料制作，可在行走、坐或站立位时使用。

4. 在连续使用时，每 1 小时应摘下支具休息 10 分钟，以免局部压伤。

5. 睡眠时请勿穿戴手痉挛支具。

6. 在使用过程中不得出现肢体疼痛。

7. 感觉异常、关节挛缩或强直的患者禁用本支具。

8. 本支具应在医生指导下使用。

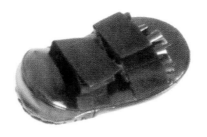

附图 4-4　手痉挛抑制支具

# 膝关节固定支具

【作用及适应证】

1. 本支具在训练中可辅助患侧膝关节保持稳定，对患者进行患侧负重训练、有效地完成重心转移训练与立位平衡训练等具有明显的促进和改善作用。

2. 在医生指导下，也可用于对膝关节屈曲痉挛进行抑制训练及维持训练效果之用。

3. 适用于偏瘫、脑瘫及骨科疾病（如膝关节损伤等）所导致的膝关节不稳定（包括膝关节过伸展和伸展不能）的患者在上述训练中使用。

【使用方法及注意事项】

1. 禁止在步行训练中使用本支具，以免强化异常步态。

2. 固定时间不得超过 1 小时，两次使用间歇不得少于 20 分钟。

3. 在使用本支具时，医生或家属应经常检查患者的皮肤，防止固定过紧导致压疮，尤其是屈肌张力增高的患者。

4. 在穿戴本支具时，应有专人对患者进行保护，注意安全，防止跌倒。

5. 感觉异常、关节挛缩或强直的患者禁用本支具。

6. 本支具应在医生指导下使用。

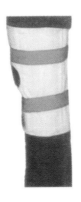

附图 4-5　膝关节固定支具

# 良肢位用具

## 【作用及适应证】

本品用于中枢性瘫痪急性期常见并发症的预防，如压疮，关节挛缩，上下肢的肌张力增高、肩关节半脱位、膝关节过伸展、髋关节外展外旋等异常体位，为肢体运动功能的进一步康复打下良好基础，是卒中单元早期康复的重要措施和必备用具。本用品可清洗，便于保存，可反复使用。

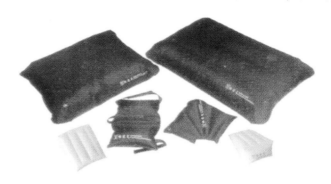

附图 4-6　良肢位用具

## 【使用方法】

1. 仰卧位（附图 4-7①）：肩关节、膝关节下方及大腿、小腿外侧分别放置气垫。其中，膝关节的固定带不宜过紧，应以上下可移动 1 厘米为宜。

2. 患侧在上方的侧卧位（附图 4-7②）：只用上下肢大气垫。下肢、膝关节屈曲置于气垫上方，预防下肢伸肌张力增高。上肢肩关节屈曲，肘关节伸展置于上肢气垫上方，预防上肢屈肌张力增高。

3. 患侧在下方的侧卧位（附图 4-7③）：体位同上，健侧下肢置于气垫上方，防止压迫患侧下肢。其目的是方便变换体位、预防关节挛缩及压疮。患侧下肢伸展，上肢肩胛骨接触床面，防止肩关节受压。

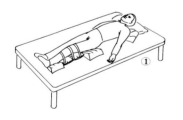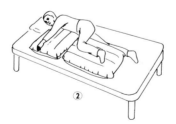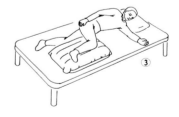

附图 4-7　使用方法

## 【使用注意事项】

1. 在给上下肢充气垫充气时应使用专用气筒，用大号充气嘴。

2. 在充气结束后，堵好气盖，再将气嘴压进囊内。

3. 各种气垫充气量均不宜过大，以舒适为度。

4. 放气时用手指挤压充气嘴根部或将适当粗细的胶管、竹管等插入气嘴即可。

5. 本支具应在医生指导下使用。